21세기의 벤처사업

생명의 물과 유전자 비즈니스

제2판

21세기의 벤처사업

생명의 물과 유전자 비즈니스 제2판

2006년 10월 20일 1판 인쇄
2006년 10월 30일 1판 발행
2007년 4월 20일 2판 발행

공 저 | 이형환 배경석
발행인 | 박선진
발행처 | 도서출판 월드사이언스

표지디자인 | 워터스 윤성철
편집 | 장부례

주소 | 서울특별시 동작구 사당5동 240-15
등록일자 | 1987년 12월 14일
등록번호 | 제 3-136 호
대표전화 | (02) 581-5811~3
팩스 | (02) 521-6418

E-mail/worldscience@hanmail.net
URL/http://www.worldscience.co.kr

정가/8,000원
ISBN/978-89-5881-086-6

이 도서의 국립중앙도서관 출판시도서목록(CIP)은 e-CIP 홈페이지
(http://www.nl.go.kr/cip.php)에서 이용하실 수 있습니다.
(CIP제어번호: CIP2007001149)

21세기의 벤처사업

생명의 물과 유전자 비즈니스 제2판

- 미래는 생명의 물과 유전자 비즈니스 시대가 된다
- 물은 유전자 발현과 단백질의 작용에 필수적이다
- 유전자가 원하는 물을 마시자

공저
이형환 건국대학교 생명과학과 명예교수 겸
(주)워터스 유전자와 생명공학연구소 소장
배경석 (주) 워터스 회장

월드사이언스

대표 저자 약력

이형환 박사

- 연세대학교 대학원 생명과학 이학석사
- 미국 Brigham Young 대학교 미생물학 이학석사
- 미국 University of Idaho 분자생물학 이학박사
- 미국 Cornell대학교, 호주 Melbourne대학교, 일본 Kyoto대학교, 프랑스 Pasteur연구소, 미국 University of Utah 의과대학 등에서 유전공학 연수
- 건국대학교 유전공학연구소장, 교무처장, 연구처장 역임
- 건국대학교 생명과학연구원장, 이과대학 학장 역임
- 현재 건국대학교 생명과학과 명예교수
- 과학기술처장관상 수상
- 문교부장관 교육공로표창
- 건국대학교 총장 학술상 및 학술공로상 수상
- 한국산업미생물학회 학술상 수상
- 서울시 문화상(생명과학분야)
- International Peace Prize by United Cultural Convention, USA
- 한국생체기능조절연구학회 회장 역임
- 한국균학회 회장 역임
- 한국미생물생명공학회 회장 역임
- 현(주)워터스 물연구소 연구원
- Medical & Faculty Genetic Counselor 자격증, (사) 생명공학유전자학회
- 현(사) 생명공학유전자학회, Science Korea운동 유전자 강사단장
- 현(주)워터스 유전자와 생명공학연구소 소장
- 詩人
- 발표된 논문 수 211편, 저술 25편.

연락처: email: sajuwang@nate.com 또는
sajuwang@empal.com
전화: 010 - 6251 - 3118

머리말

물과 생물

우리는 신체 내부의 수분 함량을 보충하여 갈증을 해소하는데 매번 물에 의존한다. 우리 신체 내부에서 세포는 대부분 물이라고 하는 수용액으로 채워져 있고, 세포는 세포 자체의 70%~80% 범위에서 수분을 함유하고 있다. 물은 지구상의 모든 생물체의 보존액이며 생물의 탄생의 중요한 역할을 하는 물질이라 생각한다.

물은 체내를 돌면서 한 순간도 쉬지 않고 단백실, 효소, 핵산, 유전자 등의 생체고분자나 세포가 잘 기능을 수행하는지를 점검을 한다. 조직에서 정보가 나오면 필요한 다른 조직에 정보를 전달하고 원상으로 회복을 한다. 생명체의 생명활동의 크나큰 진행을 잘 진행시키기 위해서 물은 한 가지 역할만하는 것이 아니라 수많은 역할을 하고 있다. 생명체내의 물의 운동이 극단적으로 느려지면 생명은 정지하게 된다. 물의 생체 내 기능은 하등생물에서 고등생물까지 똑같이 중요한 생명의 원동력이며 생명의 지속을 나타내는 힘이다.

사람의 체중의 60 ~ 80%가 물이라고 한다. 그러므로 체중이 60 kg 인 사람은 36 ~ 48 kg정도가 물이다. 지구상에 생명이 발생을 했을 때와 마찬가지로 현재도 물속에서 생명현상이 진행이 되고 있다. 사람의 신장에서 재생되는 물의 양은 하루에 약 190리터 정도이다. 하루에 마시는 물의 양은 약 3리터이다. 하루에 오줌이나 땀 등으로 배출되는 물의 양은 약 2.5리터 정도이다. 사람이 살기위해서는 이 만큼의 물이 필요한 것이다. 인체 내에서 수분이 1~2% 만 수분이 손실이 되면 심한 갈증과 괴로움을 느끼게 되고, 약 5% 정도의 손실이 생기면 혼수상태가 되게 되며, 12%를 상실하면 생명을 잃게 된다고 한다. 그러니 물의 중요성을 우리가 느끼지 않을 수가 없다. 연구가들에 의하면 물은 마신지 30초 지나면 혈액에 도달하고, 1분 후면 뇌세포에, 30분 후면 인체의 각 부분에 도달을 한다고 한다. 그러니 마시는 물이 얼마나 중요한지를 느끼게 한다.

물이 생명의 핵심인 DNA유전자에 미치는 영향은 매우 크다. 물의 작용으로 유전자는 발현이 되고, 발현된 단백질은 그 기능을 물속에서 수행을 한다. 물은 생명의 근원이면서 생명의 현상을 유지시켜주는 가장 중요한 정보 전달체의 하나이다. 그래서 본서에서는 물과 유전자에 대한 정보를 함께 담았다. 물은 각종 정보를 기억 및 저장하는 능력이 있어서 주위환경의 많은 정보를 저장해서 전달함으로서 인체 내의 모든 기관을 정상적으로 유지시켜주는 유비쿼터스 기능을 가지고 있다 본다.

제1장에서는 물의 세계, 제2장에서는 물의 기능성, 제3장에서는 세포와 유전자의 세계, 제4장에서는 유전자 정보의 활용, 제5장에서는 유전자 검사, 진단 및 진료에 대하여 다루었다. 물과 유전자에 관련된 많은 책자와 논문들이 현재는 출판이 되어있다. 독자 여러분들의 취향에 따라서 더 깊은 이야기를 한 문헌들을 보시기를 바라며, 본서에서는 물에 대한 상식적이며, 활용적인 내용을 주로 다루었다. 앞으로 독자 여러분들의 많은 지도와 편달을 바라는 바이다.

2006년 9월

저자 일동

차 례

제1장

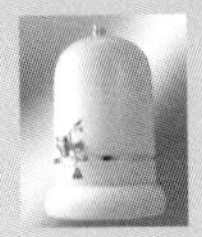

물의 세계

1. 물의 특성

물은 산소와 수소의 화합물인 H_2O 분자식으로 되어있고, 물은 일반적인 액체와는 상당히 다른 성질을 갖고 있다.

1) 물의 종류

물을 표시하는 H_2O는 원자의 질량수 1의 **수소원자**(H)와 질량수 16의 **산소원자**가 화합하여 만든 물을 나타낸다. 그러나 물은 이 H_2O 뿐만 아니라 여러 가지 물이 존재하는 것이 보고되었다. 미국의 유리는 1934

년에 순수한 물이 보통의 수소 ^{1}H와 산소 이외에 ^{1}H의 두 배의 질량을 갖는 **중수소**를 발견하였다. 이 수소를 중수소라고 부르고, D 또는 ^{2}H라는 기호로 나타낸다. 그 후에 발견된 **삼중수소** $^{3}\mathbf{H}$(트리티움: T)가 있다. 산소도 마찬가지로 ^{16}O, ^{17}O, ^{18}O의 세 종류 동위원소가 존재한다는 사실이 보고되었다. 3개의 수소와 3개의 산소를 조합하면 18종류의 물이 존재하게 되는 것이다. 우리들이 마시거나 사용하는 물은 이들의 혼합물이다. 보통의 수소나 산소에 비해서 동위체 원소들의 비율은 매우 낮다.

2) 물의 구조

물 분자는 매우 간단하다. 물을 표시하는데 H_2O 라는 분자식을 사용한다. 두 개의 수소 원자가 단일 공유결합에 의하여 원자와 결합을 한다. 그러나 공유결합에서의 전자는 산소와 수소 사이에 동일하게 공유하지 않는다. 산소는 수소보다 전자를 훨씬 더 강하게 끌어당긴다. 이것은 물 분자가 산소 원자와 인접하여 불규칙한 양을 소비하는 공유결합에서의 전자사이에서 일어난다.

물 분자들은 **극성**을 만든다. 극성분자는 서로 다른 말단에서 반대의 전하를 띤다. 물의 경우에 산소분자의 끝이 가벼운 **음전하**를 띠는 반면에 두 개의 수소원자는 가벼운 **양전하**를 띤다(그림 1). 물의 극성은 이웃한 물 분자 사이의 약한 전기력의 결과로 일어난다. 한 분자의 수소 원자가 인접한 물 분자의 산소 원자 가까이 있으므로 이 분자는 일정한 방향으로 향하는 경향이 있다. 가벼운 양성의 수소 원자가 분자들 사이의 **응집력**이 작용하기 때문에 이러한 약한 친화력을 **수소결합**이라고 한다. 그림 2는 물 분자의 **클러스터**(cluster: 집단) 모델이다.

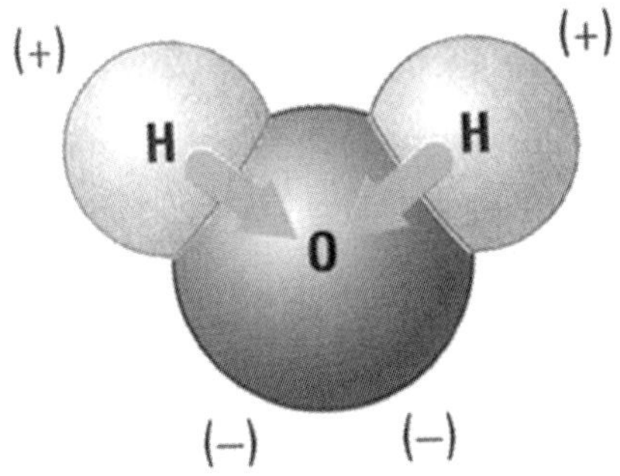

그림 1. **물 분자의 구조 모식도**

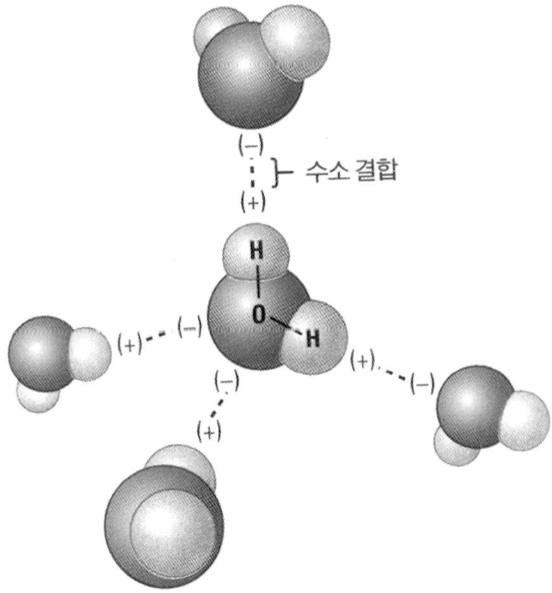

그림 2. **4개의 물 분자 클러스터의 수소결합 모식도**

3) 물 구조의 평균 수명

물의 X-선 회절에서 얻은 물 구조에 의하면 최근접 분자 수가 4.4라는 관찰 결과가 보고되었다. 여러 가지 측정에 의해서 물 분자의 열운동이 매우 심하다는 것을 알았는데 순간순간 물 분자 사이에 공간이 생기게 되어있다. 물의 구조는 늘 변화하고 있어 유동 상태이다. 그리고 순간 물 구조가 유지되는 시간은 10^{-12}초 정도인 것으로 보고 되어있다. 병에 들어있는 물 전체에 걸쳐서 균일하게 퍼져있는 것이 아니고 어느 한 분자를 중심으로 합쳤다가 헤어지고 또 합치는 작용을 하면서 구조의 생성 소멸을 되풀이하고 있다. 이러한 작용에 의해서 **물 분자 클러스터** 사이에 공간이 생기게 된다.

4) 물의 3가지 형태

물은 온도의 변화에 따라서 세 가지의 특성을 가진 물질로 나타난다. 즉 기체, 액체와 고체의 특성이다. 물은 상온에서는 **액체**이지만, 열을 가하면 수증기(**기체**)가 되고, 다시 영도(0℃)이하로 식히면 **고체**인 얼음이 된다.

물이 산소족의 다른 화합물과 비교해서 끓는점이 높은 것은 물 분자 사이에 작용하는 분자간 힘이 강하기 때문이다. 액체에서 기체로 변하기 위해서는, 분자 간에 작용하는 힘을 이겨내고 각각 떨어져야 한다. 이때 분자가 떨어지기 위한 에너지는 열의 형태로 나타난다. 액체의 온도가 높아지면 분자의 열 운동이 심화되고, 분자 간에 작용하는 인력을 떼어내서 액체로부터 나가는 분자의 수가 많아진다. 반대로 분자간의 힘이 강한 액체는 높은 온도까지 가열하지 않으면 액체는 끓지 않는다.

5) 물은 비열이 높다

물질의 뜨거워지는 정도를 나타내기 위해서 **비열**이라는 양을 측정한다. 비열의 단위로서 1g의 물의 온도를 14.5℃에서 15.5℃까지 한번 올리는데 필요한 열량을 이용하는데 이 열량을 1 cal/℃라는 단위로 나타낸다. 대개의 액체는 0.5 cal/℃ 정도이고, 금속은 0.1 cal/℃ 이거나 훨씬 더 작다. 이렇게 볼 때 물은 매우 비열이 큰 액체라는 것을 알 수 있고, 비열의 정의로부터 알 수 있듯이 다른 물질과 비교하여 많은 열을 저장할 수가 있다. 즉 뜨거운 물은 잘 식지 않아 보일러의 열 운반체로 물을 택한 것도 물이 잘 식지 않는 성질을 가지고 있기 때문이다. 지구를 덮고 있는 물은 약 5분의 4이다. 이 물이 지구의 기온에 대단한 역할을 하고 있다.

6) 물의 수축

물은 증발하기 어렵다. 물도 압력을 가하면 수축을 한다. 물 1 ml의 무게는 약 1 gram 이다. 1 cm^2의 용기에 10 m의 물기둥을 세우면, 이 물기둥은 밑바닥에 작용하는 압력은 1 kg에 작용하는 중력을 지닌다. 즉 바다에서 10 m 잠수하면 약 1 kg의 무게 압력을 받는다. 1만m 의 해저에서는 1000 kg, 즉 1 ton의 압력으로 누르고 있는 것이다.

2. 물의 생명유지 특성

물의 극성과 수소결합은 대부분 물의 생명지지의 특성을 나타낸다. 여기서 우리는 다섯 가지 물의 성질, 즉 물의 **응집력** 성질, 물의 **온도조절** 능력, **유빙(얼음이 물위에 뜨는 현상)**에 대한 생물학적 중요성 그리고 **용매**로서 물의 변성과 물의 **정보저장** 능력을 언급하고자한다.

1) 물의 응집력

물 분자는 **수소결합**의 결과로서 단단하게 들러붙어 있다. 액체 상태의 물 분자 사이에 존재하는 수소결합은 10~14초 동안만 유지된다. 어떠한 경우에도 대부분의 분자는 다른 분자들과 수소결합을 한다. 분자 사이에 서로 얽매이게 되는 이러한 경향을 **응집력**이라 하며, 대부분의 다른 액체보다 물은 응집력이 훨씬 강하다. 물의 응집력은 생명계에 매우 중요한 역할을 한다. 예를 들어, 나무의 경우에 뿌리에서 잎으로 물이 운반되는 것은 응집력에 의해 가능하다.

액체 표면을 퍼드리거나 부서뜨리는 것이 얼마나 어려운 일인가에 대한 표면장력도 응집력과 관계가 있다. 수소결합 때문에 물은 마치 투명 필름에 덮여 있는 것처럼 보이는 매우 큰 **표면장력**을 갖고 있다.

2) 물의 온도 조절능력

물은 금속보다는 훨씬 더 천천히 뜨거워진다. **수소결합** 때문에 물은 대다수 다른 물질보다 온도 변화에 더 잘 견디는 능력을 갖는다. 지구상에 존재하는 막대한 양의 물이 알맞은 온도를 유지하여 생물이 생존을 가능케 한다.

온도와 열은 연관이 있으나 서로 다르다. 물에 열을 가하면 열에너지에 의해 먼저 수소결합은 붕괴되고 그때 물 분자들이 더 빨리 움직이게 된다. 물 분자들이 보다 빠르게 움직이므로 수온은 변하지 않는다. 먼저 열은 온도의 증가보다는 오히려 수소결합을 깨뜨리므로 어느 정도 물을 데우는 동안 물은 다량의 열을 흡수하여 저장한다. 그래서 물은 주위로부터 비교적 다량의 열을 방출시키는 반면에 수온은 서서히 떨어진다.

더운 계절에 태양으로부터 오는 막대한 양의 열이 대부분의 물에 저장된다. 그리고 서늘한 계절이 되면 점차 식어가는 물에서 방출된 열이 공기를 데우게 된다. 일반적으로 해안지역이 내륙지역보다도 온화한 기후를 갖는 이유이다. 또한 이와 같은 온도 변화에 대한 물의 저항성 때문에 해양온도는 안정해지며 해양생물은 생명활동에 적합한 환경을 제공받게 된다.

물이 온도를 완화시키는 또 다른 방법에는 "**증발 냉각**"에 의해서다. 어떤 물질이 증발할 때 남아있는 그 액체 표면은 냉각되는데, 그 이유는 가장 큰 에너지를 가진 분자가 먼저 증발하기 때문이다. 무더운 날에 운동할 때 땀을 흘림으로서 일정한 체온을 유지하는 이유이다.

3) 얼음이 물위에 뜨는 중요성

액체의 대부분이 냉각되었을 때 이 분자들은 보다 밀접하게 움직인다. 충분히 냉각될 때 액체가 고체로 된다. 그러나 물은 다르게 작용한다. 물 분자가 충분히 냉각되었을 때 얼음이라고 하는 고체 상태를 형성하여 별도로 움직인다. 상당한 양의 얼음은 동일한 부피의 액체인 물보다도 더 작은 분자를 가진다. 얼음은 액체인 물보다 밀도가 낮기 때문에 얼음이 물에 뜨게 되는 것이다. 물의 다른 생명지지 특성과 마찬가지로 유빙은 수소결합의 결과이다. 물에서 단기간의 수소결합과는 대조적으로 각각의 분자들이 네 개의 인접한 분자와 결합하는 까닭에 얼음에서 수소결합은 오랫동안 지속된다. 결과적으로, 얼음은 거대한 결정체가 된다.

물에 얼음이 뜨게 된다는 사실이 지구상의 생명체를 지지해 주는데 많은 도움을 준다. 얼음이 가라앉을 때 발생하는 것을 상상해 보자. 모든 연못, 호수 그리고 해양조차도 고체 상태로 결빙된다. 이런 경우에는 생물은 생존을 할 수가 없고, 여름 동안에는 몇 인치의 해양 상층부만이 녹게 될 것이다. 얼음이 물위에 떠있는 **유빙(遊氷)**은 표면 아래에는 냉각된 물이 존재하기 때문에 생물의 생존을 가능케 한다.

4) 생명체의 용매로서의 물

물은 빈 공간을 많이 가지고 있기 때문에 서로 다른 분자가 물에 녹는 방식으로 틈에 들어가는 **빈집형**과 물 분자를 추출하고 그 뒤에 자리 잡는 **치환형**이 있다. 물은 물질을 녹이는 능력이 매우 강한 액체이다. 그리고 물은 어느 한 물질이 녹으면 다른 물질을 더 잘 녹이는 특별한 능력이 있다.

물에 설탕을 용해시켰을 때에 용해시킨 물질을 **용매**(solvent)라 하고, 용해 물질을 **용질**(solute)이라 한다. 물이 용매일 때 이 용액을 수용액이라고 한다. 생물 내에 존재하는 액체는 **수용액**이다. 물은 생명현상에 필수적인 대단히 다양한 종류의 용질을 녹일 수 있다. 물은 모든 세포와 혈액의 용매이다. 설탕과 같은 많은 극성분자를 녹일 수 있다. 물과 다른 극성 분자들이 원자 사이에 공유하는 전자의 불균형에 기인하여 양전하와 음전하의 부분에 위치하고 있다. 물 분자는 이들이 녹아있는 극성분자의 전하된 부위로부터 달라붙을 수 있다.

물에는 암석이나 금속류도 녹는다. 바닷물에는 60여종 이상의 원소가 녹아있다. 물질을 물이 녹이는 능력은 여러 가지 방법으로 바꿀 수 있다. 가장 간단한 것은 온도를 변화시키는 것이다. 온도가 높아지면 일반적으로 고체나 액체는 잘 녹는다. 물에는 여러 가지 물질이 녹기 때문에 수용액이라 해도 그 성질은 실로 다양하다.

5) 물의 정보저장 능력

물이 다양한 정보를 저장하여 전달할 수 있다는 것을 프랑스의 벵베니스트 박사와 한국의 김현원 박사가 연구를 발표한바 있다. 본인도 **기**(氣)를 통한 氣의 정보를 물을 통하여 전달된다는 사실을 느끼게 되었다. 물에 **氣를** 주입하면 물의 맛이 달라지고 생기가 나는 것을 느꼈다. 어떤 약품을 기발생기 위에 놓고 기를 흡수하면 그 약의 기능이 몸으로 흡수되어서 성능이 나타나는 현상을 체험도 했다. 물은 물질에서 방사되는 **파장에너지**(**정보 에너지**)를 기억하는 것 같다. 이 파장 에너지는 물질의 성능을 그대로 기억을 하고 있다가 생체에서 그 기능을 나타낸다고 본다. 물질의 성격을 복사해서 물속에 저장을 한다는 말과 같다.

상기의 **벵베니스트** 박사는 항원과 항체의 민감한 반응을 조사했고, 김 박사는 비타민씨와 각종 의약품 등을 이용한 실험에서 본래의 물질이 없이도 그 물질의 성능을 나타내는 것을 확인 했다. 이것도 그 물질의 정보에너지를 물이 장기간 보존하여 물질이 없이도 기능이 전달됨을 증명하는 매우 재미있는 결과였다.

생체에서는 생체정보가 생체광자에 의해서 전달되는 것을 독일의 **포프**(A. Popp)가 제안을 하기도 했다. 생명체의 알맹이인 **DNA 유전자**에서는 극미세한 **생체광자**가 발생이 되고 이 생체광자를 통한 세포 및 기관간의 정보교환을 할 수가 있다고 보고를 하였다. 이러한 **생체정보**를 결국은 물을 통한 전달이 가능하다는 것을 의미한다. 다양한 세포와 호르몬계에서는 **신호체계**에 의해서 정보가 전달되고 생체의 기능이 수행이 된다. 이러한 정보를 빠른 시간에 전달을 할 수가 있는 시스템은 신체에서 몸에 흐르는 물 밖에 할 수가 없다고 본다. 결국 물(**수용액**)은 신체의 **신호전달** 매개체로서 생명유지의 핵심적인 역할을 한다고 본다.

물이 기억하는 원리는 두 가지 이론으로 요약을 할 수가 있다. 첫째는 물질마다 독특한 파동이 있으며, 이 파동이 물 분자들과 공진을 하면서 물에 저장이 된다는 이론이다. 이것은 앞에서 언급한 벵베니스트 박사의 이론이다. 둘째는 각 물질의 고유한 **토션장**(torsion field)이 물리적인 자극에 의해서 물에 저장이 된다는 이론이다. 토션장에 의해서 물 분자의 배열의 변화와 조합에 의해서 저장이 된다는 이론이다. **토션**(torsion)은 물질이 가지고 있는 자연의 기(氣)라 생각을 할 수도 있다.

토션은 자연계에 존재하는 제5의 힘으로 토션장은 "모든 회전(Spin)하는 물체에서 나오는 힘으로 에너지가 주변의 에너지와 상호작용하여 정보교환을 통한 질적 특성을 변화"시키며, 이러한 **스핀토션계** spin-torsion system(에너지회전)는 우주에 존재하는 중력계, 전자기계의 불균형 하에 존재하고 작용하는 것으로 입증되었다. **스핀토션장**(spin torsion field)에서 왼쪽으로 돌아가는 필드는 신체기관을 압박하여 에너지를 떨어뜨리고 부정적인 작용을 하고, 오른쪽으로 돌아가는 필드는 작은 양에서 에너지를 일으키고 매우 긍정적인 작용을 하는 것으로 밝혀졌다. 이러한 현상의 에너지 계에서 오른쪽 방향의 긍정적인 에너지는 인체의 생체계와 면역체계를 보호하는 에너지이다.

3. 물의 생명체 균형 유지

세포의 생존은 물의 흡수와 소실 간의 균형을 유지하는 것과 관련이 있다. 적혈구 같은 동물 세포가 **등장액**에 담겨 있으면 흡수되는 물과 소실되는 물의 양이 동일하므로 세포의 부피는 동일할 것이다. 이 상태에서 세포와 세포 외부 환경은 총 용질의 농도가 동일하기 때문에 물의 균형이 유지된다. 불가사리나 게와 같은 해양성 동물은 등장액인 바닷물에서 서식한다. 만약에 동물 세포가 세포보다 용질 농도가 낮은 저장액에 담겨져 있다면 세포에 물이 계속 들어와서 부풀고 결국에는 터지게 될 것이다. 동물 세포에 있어서 고장액 환경은 동물 세포에서 물이 소실되어 세포가 쭈그러드는 등 저장액처럼 세포에 위협을 주는 것은 마찬가지이다. 저장액이나 고장액에서 동물 세포가 살아남기 위해서는 과잉의 물 흡수와 소실 사이에서 물의 균형을 유지하는 삼투조절이 일어나야 한다.

4. 산, 염기 그리고 pH

생명체 내부에 있는 수용액 상태인 물 분자는 완전히 결합된 상태로 존재한다. 그러나 실제로 일부 물 분자들은 이온으로 분리되어있으며 이렇게 형성된 이온을 **수소이온**(H^+)을 제공하는 화합물은 **산**(acid)이라고 한다. 강산(强酸)에 대한 한 예로 우리 위 속에 있는 산(酸)인 **염산**(HCl)을 들 수 있다. 용액내에서 HCl은 H^+와 Cl^- 이온으로 완전히 분해된다. **염기**(base 또는 알칼리)는 H^+ 이온을 받아들이고 용액으로부터 H^+ 이온을 제거하는 화합물이다. **수산화나트륨**(NaOH)과 같은 염기는 OH^- 이온을 제공함으로써 이와 같은 일을 하고, OH^-는 H^+와 결합하여 H_2O를 형성한다.

용액의 **산성도**를 표시하기 위해 pH 값(potential hydrogen)을 사용한다. 이 값의 범위는 0(가장 산성)에서 14(가장 염기성)까지이다. pH의 한 단위는 H^+ 농도 10배의 차이를 의미한다. 예를 들어, pH 2인 레몬주스는 pH 4인 동량의 토마토 주스보다 100배 더 많은 H^+를 갖는다. 순수한 물이나 산성도 염기성도 아닌 수용액을 중성이라고 말 한다. 이들은 pH 7을 갖는다. 이들은 약간의 H^+ 이온과 OH^- 이온을 포함하고 있지만 두 이온의 농도는 동일하다. 대부분의 살아있는 세포는 그 내부에 있는 용액은 pH가 7에 가깝다.

세포 내부의 분자들이 H^+와 OH^- 농도에 매우 민감하기 때문에 약간의 pH 변화에도 생명체는 매우 위험하다. 그러나 생물체를 구성하고 있는 액체는 H^+ 이온이 과다할 때에는 이를 제거하고 부족할 때에는 제공함으로써 pH 변화에 대응하는 물질, 즉 **완충액**(buffer)의 기능이 있다. 그러나 이 완충액의 과정은 아주 간단하지 않다. 적합하지 않은 pH에서 생물은 손상을 입게 된다.

5. 물과 유전자 및 단백질의 상호작용

세포는 **세포질**과 **핵질**을 가지고 있고, 세포질과 핵질은 기본 성분이 **수용체**인 물이다. 이 물은 다양한 **용질**을 가지고 **완충작용**을 한다. 단백질과 유전자는 물이 없으면 반응이 일어날 수가 없다. 물은 신진대사를 세포질 과 핵질 내의 효소나 단백질의 작용의 운동장이 되어서 반응을 촉매 한다. 물은 DNA의 골격에 작용할 수도 있고, DNA에 있는 유전자의 발현을 유도하는 효소에 작용하여 유전자의 발현을 일으키게 한다.

또한 물이 없으면 DNA 두 가닥도 풀리지가 않아서 유전자의 발현은 일어나 수가 없다. 이와 같이 물은 생명체의 분자작용의 곳곳에 작용하는 **유비쿼터스**(ubiquitous) 적인 작용을 하여 생명체가 유지 되도록 도와준다. 물속에 나쁜 성분이 들어있으면 이것이 즉시 단백질이나 효소 및 DNA에 작용하여 효소의 기능이 상실되거나 돌연변이 등을 일으키어 대사 작용에 심각한 문제를 일으킬 수 있다.

그런고로 좋은 물을 먹어야하는 이유가 여기에 있다. 유전자가 원하는 물을 먹어야 한다는 결론이다. 유전자의 특성과 유전정보의 활용 등에 관해서는 제 3장과 제 4장에서 설명하고자 한다

6. 강알칼리와 강산성 용액에서 DNA와 단백질은 변성된다.

세포내의 모든 기관과 단백질 및 핵산 DNA는 거의 중성의 pH에서 정상적인 모습을 이루고 있다. 그러나 실험실 등에서 연구를 할 때에 분리한 이중가닥 DNA에 강알칼리 용액을 처리하면 두 가닥은 분리되고, 강산용액에서는 파괴된다. 또한 단백질은 강산성과 강알칼리 용액에서는 분해되거나 파괴된다.

7. 음료수의 세계

1) 신체 내에서 물의 역할

앞에서 물의 특성과 생명체와의 관련성의 설명에서 이야기를 했듯이, 물은 생명유지에 크나큰 역할을 한다. 물을 마시면 물은 장에서 흡수가 되고 각 기관으로 전달이 되면서 세포내로 들어가서 각종 기능을 수행하고 다시 혈액을 통하여 순환이 되고 다시 신장을 통해서 배출이 된다.

물은 마신지 30초 후면 혈액에 도달을 하고, 1분이 지나면 뇌세포에, 30분이면 인체의 모든 부분에 도달 된다고 보고되어 있다. 지금 마신 물이 신체의 모든 부분에 들어가서 기능을 수행하는 것이다. 대단히 경이적인 일이 아닐 수 없다. **물의 일반적인 작용**을 열거하면 다음과 같이 정리할 수가 있다.

(1) 각 기관 및 세포의 신진대사를 돕는다.
(2) 각 기관 및 세포의 형태를 유지한다.
(3) 혈액에 흡수되어서 순환을 돕고 산소를 운반한다.
(4) 각 조직액에 흡수되어 조직의 기능을 유지시킨다.
(5) 혈액이나 장내에서 영양소를 운반하여 세포내의 신진대사를 돕는다.
(6) 혈액을 통하여 체내의 노폐물을 운반하여 배설토록 한다.
(7) 혈관에 흡수되어서 혈액의 적정 pH를 유지시킨다.
(8) 땀 등으로 배출되어서 체온을 유지시킨다.
(9) 각종 세포표면 등에서 발생하는 신호정보의 저장과 전달 기능이 있다.

이와 같이 물은 신체의 모든 분야에 작용을 하여 생명유지의 기본적인 역할을 하며, 생명체의 기능을 조절하고 유지시키는 유비쿼터스적인 기능을 하고 있다. 물이 생명의 유지에 얼마나 중요한지 아무리 강조를 해도 부족하다.

2) 좋은 음료수의 조건

일반적으로 먹는 물은 신체에서 요구하는 조건을 갖추는 것이 좋다. 음료수는 신체에 필요한 각종의 미네랄 등이 고루 함유되어야 하고, 약한 알칼리성이면 더욱 좋다. 좋은 음료수의 조건을 열거하면 다음과 같다.

(1) 무색 무취해야하고, 유기물과 비유기물, 그리고 전염성 미생물 등은 없어야한다.
(2) 역겨운 맛과 냄새가 없어야한다.

(3) 음료수를 맛있게 하며, 신체에 꼭 필요한 미네랄이 적정량 함유되어야한다.
(4) 음료수 물 분자의 집단이 적을수록 좋다.
(5) 물에는 적정량의 산소 등의 기체가 함유되어야 청량감을 준다.
(6) 음료수에는 적당히 기(氣)가 담겨있어야 한다.
(7) 적절한 pH, 즉 pH 7.4 ~ pH 8.5 정도의 알칼리성 물이 좋다.
(8) 인체에 유용한 기능성이 있는 물
(9) 인체에 유해한 활성산소를 제거하는 능력이 있어야한다.
(10) 높은 환원력을 가진 물이 좋다.
(11) 유전자가 원하는 물을 마시자.

앞에서 언급한바와 같이 몸에 해롭지 않은 물을 선택하는 것이 매우 중요하다. 물은 체내에 흡수되면 유전자의 발현, 단백질 및 세포내에서 효소반응이나 신진 대사에 관여하기 때문에 좋은 물을 마시는 것은 매우 중요하다. 마음 놓고 마실 물이 없기 때문에 우리는 수돗물을 정수기를 이용한 정수 물을 먹을 수밖에 없다.

8. 기능성 정수기

일반 수돗물은 정수장에서 정수되어서 배관을 타고 가정에 배수가 된다. 정수장에서 정수되는 과정에서는 중금속등의 제거는 거의 안 되며, 가정에 송수되는 과정에서 배수관의 노후 등으로 많은 불순물이 배수 중에 오염이 될 가능성이 많다. 이러한 이유 때문에 가정에서 특별히 고안된 정수기를 사용하여 좀 더 좋은 물을 얻고자한다. 또한 오늘날은 물이 그냥 일반 물이 아니라 기능을 가진 물을 제조 할 수 있기 때문에 기능수를 마시어 건강하고 질병이 없는 생활을 할 수가 있다.

워터스 정수기는 천연광물과 **천연 암반수 생성원리**를 응용하여 자연의 생기와 정기를 듬뿍 지닌 태초의 물을 얻고자 했다. 암반수 생성원리란 지하에 생성된 샘물을 연상하면 된다. 오래 동안 축적된 지하층에 형성된 자연의 기와 미네랄 등이 숙성된 샘물이다(천년샘 정수기).

워터스 정수기의 특징을 열거하면 다음과 같이 설명을 할 수가 있다.

(1) 이상적인 미네랄 알칼리 이온생수를 생산한다. 게르마늄이 40 ~ 50 ppb이 들어 있고, 마그네슘, 칼슘 등의 미네랄 성분이 들어있는 음료수를 만든다.
(2) 음이온이 들어있는 음료수를 만든다. 음이온이 1500 ~ 2000개/cc 이상 함유하고 있다.
(3) 원적외선 파동에너지가 생산된다.
(4) 알칼리 환원수를 만든다. 정수 물은 pH8 ~ 8.5의 약알칼리수이다.
(5) 기(氣)가 들어있는 음료수를 만든다. 세라믹과 옥에서 기(氣)가 발생한다.
(6) 자화수를 만든다.
(7) 소메라이트에서 용출되는 은은 미생물을 살균시킨다.
(8) 여과 시스템: 자연여과 시스템, 중공사막 멤브레인, 미네랄 생성 시스템 및 기능성 생성을 위한 시스템 등을 이용한 최고의 맛 좋은 기능성 정수시스템을 유지하고 있다. 상기의 기능을 각각 설명을 하면서 기능수의 중요성을 느끼어 보자.

천념샘 기능성 정수기

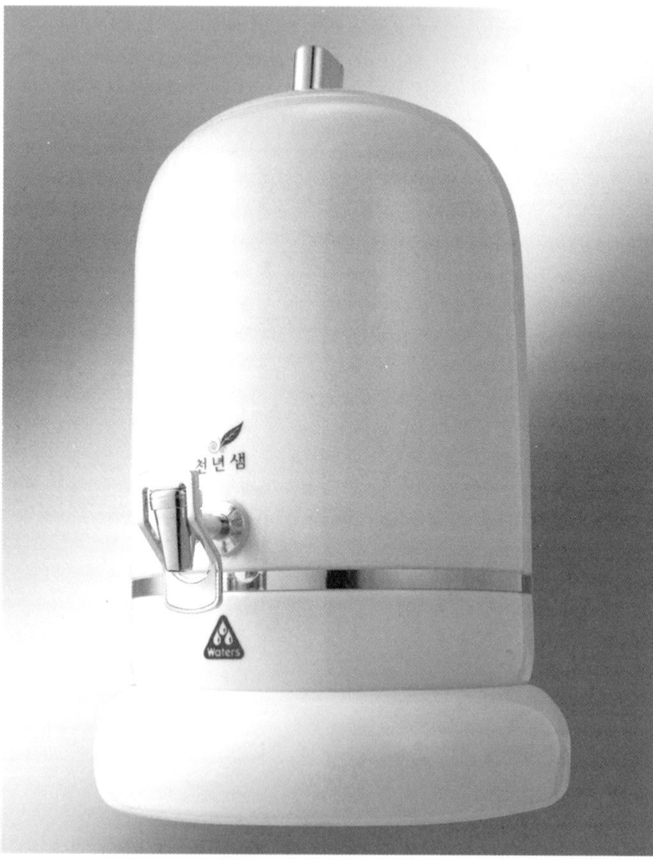

제2장

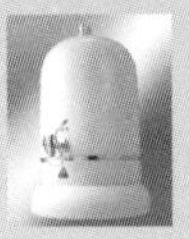

기능성 물의 특성과 인체에 미치는 영향

1. 음이온의 기능성과 건강 증진 효과

1) 음이온의 생성

공기 중에는 매우 약한 양전하와 음전하를 띤 이온들이 떠돌아다닌다. 물이 높은 곳에서 떨어지면서 수면 등에 부딪치면서 생기는 물 분자가 분산할 때 그 주위의 공기는 전기층이 형성되기 때문에 주위의 공기층이 음(−)(陰)의 미약한 전류를 띤 음ion(− ion)이 발생되는 현상을 독일의 물리학자인 필립 레나드가 발견하였다. 이와 같은 현상을 레나드 공기의 효과라고 명하였고, 음이온의 발견과 연구의 결과로 1905년 노벨 물리학상을 수상하였다.

삼림과 폭포 주변, 초원, 공원의 분수근처, 해변에 음이온이 매우 많이 존재하고 있으며 사람이 이러한 자연에 접촉하면 상쾌한 느낌을 받을 수 있다. 산에는 음이온이 많이 발생하는 돌도 있다. 세포에서는 음이온은 전자를 활성산소에 결합함으로서 치명적인 활성산소의 과잉적인 생산을 감소시킬 수 있다. 대기 중의 공기 중의 ion은 여러 가지 요인에 의해 발생한다. 또한 생성과 소멸을 끊임없이 반복하면서도 어느 정도 평형을 유지하고 있는 것이다(천하종합-주 홈피, 생명의 물 및 기타 문헌 참조).

2) 음이온이 많은 지역

여러 조사 보고에 의하면 자연에서 음이온이 많이 분포하는 지역이 있다.

아래의 보고에서 보는 바와 같이 분산되는 물 근처에서 많은 것을 볼 수가 있다.

- 사무실은 거의 없다.
- 폭포근처에서는 약 5,000 ~ 20,000 개/cm^3
- 공원 분수 약 10,000 ~ 15,000 개/cm^3
- 산림욕장은 약 2,000 개/cm^3
- 산속 계곡 약 2,500 개/cm^3
- 워터스 정수기는 음이온이 1500 ~ 2000개/cm^3 이상 발생하고 있다.

3) 음이온과 양이온이 인체에 미치는 영향의 비교

여러 보고에 의하면 음이온은 신체에 좋은 영향을 주나 양이온은 신체에 해로운 영향을 많이 주는 것으로 나타났다. 다음과 같은 보고가 있다.

음이온과 양이온의 영향

(1) 음이온은 혈압을 정상화 하나, 양이온은 혈압을 상승하고
(2) 음이온은 혈당을 감소하나, 양이온은 증가시킨다.
(3) 음이온은 심장 활동을 강화하나, 양이온 감소시킨다.
(4) 음이온은 호흡을 정상화하나, 양이온 곤란하게 한다.
(5) 음이온은 피로를 회복시키나, 양이온 더 피로하게 한다.

양이온이 체내에 축적되면 체질은 산성화가 되고, 체질의 산성화는 각종 질병과 노화현상을 부른다. 날씨가 좋지 않을 때는 양이온이 많아져서 신체가 산성화되어서 여러 가지 나쁜 증상이 나타난다.

날씨가 좋은 날은 **음이온**이 많아져서 생기가 돌고 몸에 힘이 생기는 것이다. 음이온이 많아지면 인체의 생리 작용이 활발하고, **지언 치유력**인 면역력이 좋아지며, 또한 세포의 활동을 활성화시킨다. 그리고 신진대사가 활발하게 되어 생명력을 강하게 한다. 오염되지 않은 나무가 많은 산림이나 전원에서는 병이 빨리 치유되는 것이 이 때문이다. 음이온은 신체 내에 흡수되어서 활성산소를 중화시키는 일을 하여 신체에 좋은 기운을 만든다.

4) 인체에 음이온이 미치는 효능

면역력을 강화시킨다.

음이온은 전신의 세포를 활성화시키어 면역글로불린(immuno-globulin)을 증가하게 하여 면역력을 강화시킨다.

산소를 세포에 공급

세포의 세포막에 작용하여 세포에 영양과 산소를 공급하고, 이산화탄소와 노폐물이 배출된다.

혈액을 정화

건강한 혈액은 약 알칼리성(pH 7.4)을 띠고 있다. 산성화된 혈액을 음이온이 정상적으로 환원하여 건강한 사람의 체질에서 나타나는 알칼리성으로 변하게 해 준다.

피로를 회복

음이온은 체내로 흡수되면 체액이 약알칼리성으로 되어 몸의 신진대사가 활발하게 되고, 그 결과 몸은 축적된 피로물질을 완전 연소함으로서 피로회복이 되는 것이다.

자율신경을 안정

인체의 장기는 그 활동을 활발하게 하는 교감신경과 그 활동을 억제시키는 부교감신경이라고 하는 자율신경에 의해 지배되고 있다. 음이온이와 같은 자율신경에 작용하여 그 활동을 안정화 시키는 효과가 있다.

알레르기 체질개선

음이온은 호흡기계의 알레르기에 대하여 좋은 효과가 있는 것이 확인되고 있다. 자율신경에 작용하여 알레르기에 대한 저항력을 높이고 체질도 개선된다.

2. 무기 및 유기 미네랄이 인체에 미치는 영향

물에 미네랄이 들어가면 물의 입자가 뚜렷하게 정열이 된다. 물의 입자배열이 가장 잘 정리되는 미네랄의 농도는 약 3.5 ppm인 것으로 보고되었다. 자연에는 **무기미네랄**과 **유기미네랄**이 존재한다. 무기미네랄은 자연에 녹아있는 미네랄을 의미한다. 유기미네랄은 미네랄이 식물이나 동물에 흡수되어서 생긴 유기물과 결합된 상태의 미네랄을 의미한다. **무기미네랄**은 인체에 매우 해롭다. 그러나 유기미네랄은 생체 내에서 유기물 등과 결합 되어 생긴 물질이기 때문에 해롭지가 않다.

미네랄은 **생명현상**에서 없어는 안 되는 매우 중요한 미량원소이다. 신진대사의 각 과정에서 효소의 기능을 최대화하는데 미네랄이 중요한 역할을 한다. 효소 마다 각기 다른 미네랄을 요구하고 있다. 미네랄이 결핍이 되면 효소의 **촉매반응**은 더디고 느려져서 대사과정의 진해에 막대한 저해를 가져올 수가 있다. DNA를 합성하는 **DNA중합효소**는 Mg^{++}를 보조인자로서 이용하고 있다. Mg^{++}가 없으면 DNA 합성작용은 매우 저해를 받는다. 칼슘 등은 뼈의 형성과정에 중요한 인자로 작용을 하며, 이외에도 미량이지만 구리, 아연, 코발드, 리튬, 붕소, 셀레늄, 게르마늄 등의 다양한 미네랄들을 필요로 하고 있다. 많은 필수 미네랄들 또한 얼마 전까지만 해도 인간의 건강에 부적합한 것으로 알려져 있었다. 그러나 이러한 중금속들도 미량의 농도일 경우에는 인체의 신진대사와 건강 유지에 필수적이라는 사실이 밝혀졌으며, 이들을 통틀어 **미량 원소**로 분류하게 되었다.

일반적으로 이러한 미네랄들은 물속에 **이온화**가 되어있어야 세포가 활용을 할 수가 있다. 이온화가 된 상태에서는 세포막을 자유롭게 드나들며 활용이 된다. 앞에서도 언급을 했지만 유기 미네랄을 식품 등에서 섭취가 용이하나, 유기미네랄을 음료수로 이용한 시스템이 워터스 정수기이다.

워터스 정수기는 **자연여과** 방법을 이용하기 물속에 있는 미네랄을 보존하는 시스템을 이용하고 있다. 역삼투압 정수기는 미네랄을 모두 제거하기 때문에 역삼투압 정수를 이용하는 분들은 미네랄을 특별이 섭취하는 식품을 선택해서 먹어야 한다. 미네랄은 물맛을 신선하게 하는 요인 중의 하나이다. **미네랄이 인체에서 하는 기능**을 열거하면 다음과 같다.

1) 신체의 항상성 유지에 필요하다.
2) 생리활성을 증강시킨다.
3) 효소반응을 촉진시킨다.
4) 미네랄이 함유된 물은 치밀한 구조를 갖는다.
5) 미네랄이 함유된 물은 6각수를 더 많이 함유한다.

3. 무기 및 유기 게르마늄이 인체에 미치는 효능

게르마늄 germanium(Ge)은 32번 원소이며 원자량 72.59이다. 게르마늄을 1886년경에 발견한 사람은 독일의 Clemens Winkler 박사이며, 자신의 조국 이름을 따서 게르마늄이라고 하였으며 독성이 있는 원소 정도로 인식되어 왔다. 1948년 미국 벨 통신연구소의 J. Bardeen 박사와 S. William 박사가 게르마늄 원소에 반도체 성질이 있다는 보고를 한 후에 비약적인 발전을 하였다. 그 후에 노벨상을 수상한바 있다. 일본의 아사이 박사는 게르마늄의 인체에 미치는 영향을 일생동안 연구하여 난치병 환자의 치료에 필요한 유기게르마늄 화합물을 1975년에 개발하여 유기게르마늄의 활용에 크게 기여했다.

유기 게르마늄은 게르마늄이 생체 내에 들어와서 단백질등과 결합을 하여 생긴 생체 내에서 합성된 게르마늄을 의미한다. 게르마늄은 **반도체**이다. 그런데 혈액을 비롯한 인체의 각 세포는 반도체의 성질을 지니고 있으므로 유기 게르마늄은 장기간 체내에 축적되지 않고 체외로 배출된다. 무기게르마늄은 절대로 복용할 수 없지만 체외에 부착하거나 살갗에 닿게 하여 통증을 해소 하는 등 성인병 질환에 좋은 효과가 있다.

게르마늄은 식물에 다양하게 함유된 것을 여러 연구자들이 보고를 하였다. 재배 **인삼**, **산삼**, 마늘, 영지버섯, 알로에, 표고버섯 등에도 어느 정도 게르마늄이 함유되어 있다. 게르마늄은 토양에도 있고 또한 유명한 약수에도 약간은 있다. 프랑스의 루르드 샘물에는 게르마늄이온이 5~8 ppb 이 들어있는 것이 보고 되었다. 워터스 정수기에서는 **유기게르마늄**이 40~50 ppb가 용출된다.

근래 일본, 미국, 독일 등에서는 게르마늄을 이용한 의약품과 기능성

식품을 보급하고 있으며, 특히 유럽에서는 게르마늄의 **면역력** 증진을 이용한 에이즈(AIDS, 후천성면역결핍증) 치료제 개발에 박차를 가하고 있다. 현재까지 세계 각국의 과학자들이 게르마늄의 효능과 임상실험 결과를 발표한 연구논문은 천여 편에 이른다. 이 연구 논문들은 거의 모두 게르마늄의 탁월한 **항암** 효과와 성인병 예방 및 치료 작용을 실증적으로 규명하면서 게르마늄을 암을 비롯한 **난치병**을 치료할 수 있는 의학적 신물질로 인정하고 있다(한국게르마늄협회 및 바이오게르마늄 및 기타에서 참조).

1) 보고된 유기게르마늄의 약리 효과

(1) 게르마늄을 복용할 경우 체내에 산소 공급을 촉진시킨다.

(2) 인체의 면역성을 강화한다.

면역세포인 NK(Natural killer)세포와 마크로파지, T임파구 등의 기능을 활성화시킨다. 항암 효과가 크다. 게르마늄은 그 높은 전위를 지닌 암세포로부터 전자를 빼앗아 전위를 낮추는 작용을 한다. 게르마늄은 우리 몸 안에 이물질이 침입하게 되며 이런 것을 방어하기위하여 자동적으로 인터페론이나 대식세포인 매크로파지들이 유발되게 되는데 게르마늄은 우리 몸 안에서 촉매작용을 하여 몸에서 자연 발생되는 양의 20~30배가량이 더 유발하게 되므로 암이라는 세포 인자들을 더 이상 침입하지 못하게 하거나 죽여 없애는데 획기적인 역할을 하는 독특한 물질로 보고가 되었다.

(3) 혈관 속의 노폐물을 없애주고 혈압을 자동으로 조절해준다.

(4) 혈액 정화와 콜레스테롤 지질 분해능이 있다.

(5) 호르몬 분비 조절한다.

(6) 항산화 작용을 한다.

(7) 항바이러스 작용이 있다.

(8) 진통작용이 있다.

(9) 물의 육각수 생성을 돕는다.

인체는 전기의 극초 미립자의 응집체이기 때문에 각 부분은 정해진 전위가 있고 그 전위가 뒤틀린 것이 질병이다. 어떤 이유로 과잉 축적이 되면 그곳에 전위가 뒤틀리게 되며 통증이 오는 것이다. 이런 곳에 반도체가 침투하게 되면 방전을 시키기 때문에 통증이 사라지게 되는 것을 볼 수 있다.

(10) 칼슘 및 아연 흡수 촉진시킨다.

(11) 유기 게르마늄의 반도체 성격

유기 게르마늄 5,000 mg/kg 투여해도 안전하다는 보고도 있다. 게르마늄이 반도체임은 생리적으로도 대단히 유용하다. 혈액을 비롯한 각 세포는 반도체의 성질을 지니고 있는데 반도체끼리는 그 전자 물성으로 보아 공존할 수가 없기 때문에 여러분의 게르마늄이 체내에 축적될 우려가 전혀 없으며 축적될 수 없다는 것은 아무리 많이 장기간 투여해도 여분의 게르마늄은 배설되기 때문에 부작용이 없다는 뜻이기도 하다. 20여 시간 내에 신장을 통해서 소변으로 배출된다. 그러기에 다른 약과는 달리 몸에 오랫동안 머물지 못하기 때문에 해가 없다.

4. 미네랄 알칼리 환원수가 인체에 미치는 영향

미네랄 **알칼리 환원수**는 여러 가지 성분의 **미네랄**성분을 조합하였을 때에 물에 녹으면서 알칼리수를 만드는 능력과 수소를 발생할 수 있는 능력을 장기간 보유할 수 있는 물을 말 한다. 알칼리 환원수는 **산화환원전위** (oxidation and reduction potential: ORP) 값이 마이너스를 갖는다. ORP의 마이너스 값이 적을수록 환원수의 기능 좋다. 몸에서 유해한 활성산소와 결합하는 능력이 그만큼 강한 것을 의미 할 수도 있다. 미네랄 알칼리 환원수에 대한 연구는 연세대학교 김현원 교수가 많은 업적을 남기었다. 환원수의 육각수 존재라든지 항암효과라든지 면역기능 강화 효과라든지 여러 가지 기능성을 보고했다(생명의 물 참조). 여러 연구가들의 보고를 간추려보면 아래와 같은 **알칼리 환원수**의 여러 기능을 볼 수가 있다.

(1) 신체 혈액의 산성 조건을 알칼리 상태로 호전 시킨다.
(2) 변비나 설사 등에 효과적이다.
(3) 혈액내의 산성노폐물을 줄인다.
(4) 신체 내의 지방질을 줄인다.
(5) 혈액순환을 촉진시킨다.

(6) 알칼리성(~pH 8)일 뿐만 아니라 활성산소를 없애는 환원력을 가지고 있다. 활성산소는 만병의 근원이며, 노화에 막대한 영향력을 가지고 있다. 물을 마시어 쉽게 제거 한다면 그보다 더 좋은 약은 없을 것이다.

(7) 항암 및 암 전이 억제 효과가 있다.

쥐를 이용한 실험에서 입증되었다. 피부암세포를 쥐에 주입한 후에 알칼리수를 먹인 결과 일반 물을 먹인 군에 비해서 암의 증식이 현저하게 낮은 것을 발견하였다.

(8) 활성산소를 없애주는 항산화작용을 한다.

암세포를 주임한 쥐들은 일반적으로 활성산소량이 많은 것으로 보고되어 있다. 일반 물과 알칼리수를 먹였을 때에 알칼리수를 먹인 그룹에서 활성산소량이 크게 감소한 것을 발견하였다. 수소가 많은 물이 좋은 물이다.

(9) 면역기능을 상승시킨다.

쥐에 일반 물과 알칼리 환원수를 먹인 후에 면역성을 나타내는 물질인 인터페론과 인터류킨 및 체액성 면역 시스템이 모두 상승된 것을 관찰 했다.

좋은 물을 많이 마시어 모두가 건강해진다면 얼마나 좋겠습니다. 하루에 2~3 리터 정도는 마시는 것을 습관화 하면 좋다고 생각한다.

5. 기(氣) 에너지는 생명을 충만하게 한다.

기(氣)란 무엇인가라는 말부터 해보자. 氣는 모든 물체에서 생기는 기본적인 파장에너지이다. 인체의 氣는 생명을 충만하게 하고 활기를 주는 매우 중요한 역할을 한다. 워터스의 세라믹정수기 천년샘 정수기 등에서는 인간에 유익한 기를 방출한다(그림 3). 이 기가 물속에 저장 입력이 되어서 물을 마시는 사람에게 기가 전달이 되어서 기를 흡수하게 된다. 기가 체내에 흡수되면 생명력은 활력이 생기고, 생리반응도 좋아 진다. 물은 氣를 흡수 저장을 하는 능력을 가지고 있어서 유용한 기능을 가지고 있다(기는 과학이다. 우주 초염력 등 참조). 기의 생성을 O-ring 검사와 L-rod를 이용하여 본이 직접 검사를 해 보았다. 그림 3에서처럼 엘로드가 분당 140회전 이상을 회전하였다. 이는 많은 기가 생산됨을 의미한다. 기는 물속에 저장이 되며, 마시면 우리 몸속으로 들어오게 된다. 氣가 신체 내에서 하는 일을 요약하면 다음과 같다고 볼 수가 있다.

(1) 기(氣) 에너지는 생명력의 활력소이다

(2) 생리반응을 활성화 한다.

(3) 체력을 증강시킨다.

(4) 신경계를 강화한다.

(5) 생명을 충만하게 한다.

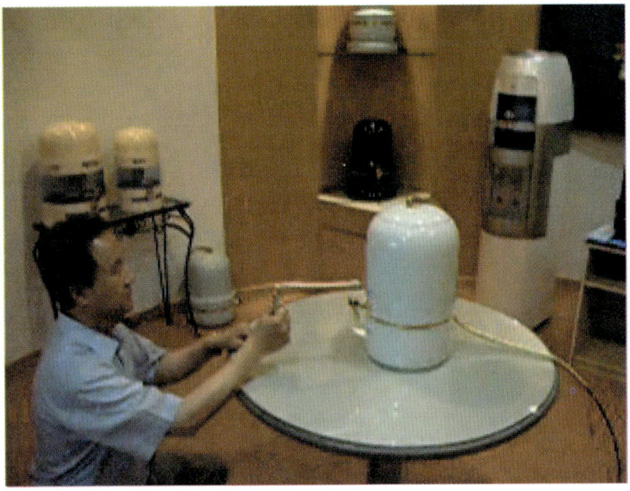

그림 3. **氣의 발생을 조사할 때에 엘로드(L-rod)를 이용한다. 엘로드를 이용해서 천년샘 정수기에서 氣가 발생하는 것을 확인하였다. 분당 140회전 이상 회전되는 것을 확인하였다.**

6. 원적외선이 인체에 미치는 효능

워터스 천년샘 정수기는 **세라믹**으로 된 세계유일의 정수기이다. 세라믹의 주성분은 여러 종류의 기(氣)가 나올 수 있는 금속원소와 비금속원소를 혼합한로 되어 있다. 900℃~1300℃이상의 고온에서 처리를 하여 생긴 물질이다. 앞에서도 설명한바와 같이 세라믹에서는 기가 발생하여 물속에 흡수가 되어 저장된다. 저장된 물을 마시면 기를 마시게 된다.

또한 **원적외선**(far infrared ray)이 발산되기도 한다. 원적외선은 신체에 다양한 작용을 한다.

원적외선이란 적외선 중 파장이 긴 것을 말한다. 적외선은 **가시광선**의 적색 영역 보다 파장이 길어 열작용이 큰 전자파의 일종이다. 눈에 보이지 않고 물질에 잘 흡수되며 유기화합물 분자에 대한 공진 및 **공명작용**이 강한 것이 특징이다.

빛은 일반적으로 **파장**이 짧으면 반사가 잘 되고, 파장이 길면 물체에 도달했을 때 잘 흡수되는 성질이 있으므로 **침투력**이 강해서 사람의 몸도 이 적외선을 쐬면 따뜻해진다. 이러한 열작용은 각종 질병의 원인이 되는 세균을 없애는 데 도움이 되고, **모세혈관**을 확장시켜 혈액순환과 세포조직 생성에 도움을 준다. 또 세포를 구성하는 수분과 단백질 분자에 닿으면 세포를 1분에 2,000번씩 미세하게 흔들어 줌으로써 세포조직을 활성화하여 **노화방지**, 신진대사 촉진, **만성피로** 등 각종 성인병 예방에 효과가 있다. 그밖에도 **발한작용** 촉진, **통증완화**, 중금속 제거, 숙면, 탈취, 세균 및 곰팡이 번식방지, 제습, **공기정화** 등의 효과가 있어 여러 분야에 쓰이고 있다(한국원적외선협회 보고서 참조). **원적외선의 기능을 요약**하면 다음과 같다.

(1) 기(氣)의 생산	**(2) 생리활성의 증강**
(3) 땀 발생 촉진	**(4) 진통 작용,**
(5) 중금속의 제거기능	**(6) 숙면의 유도**
(7) 탈취 효과	**(8) 미생물의 증식 억제**
(9) 제습기능	**(10) 공기 정화**

7. 자화수가 인체에 미치는 효능

자화수란 자석의 자기장을 이용하여 만든 물을 말한다. 자석에 대하여 간단히 설명을 하고자 한다. **자석**은 **N극**과 **S극**을 가지고 있다. 1930년 자력선은 **S극**에서 나와서 자석의 중간으로 들어가서 다시 중간 부분에서 나와서 **N극**으로 들어간다는 사실을 증명하였다.

자화수를 만들 때에는 반드시 N극을 사용해야한다. 자석의 **N극**은 일의 능률을 높이고, 신진 대사작용을 촉진하며, 치료효과가 있고, 통증을 완호하는 기능이 있으며, 알레르기에 효과가 있고, 감정을 안정화 시켜주는 등의 효과가 있다.

물이 강력한 **자기장** 속을 이동할 때 물의 **수소 결합**의 분리와 재결합의 과성을 거지면서 물 분자가 작아지는 원리를 이용한 것이다. 물을 자석위에 올려놓거나 통과시키면 물이 자기장을 통과 하면서 물에 전기가 발생하여 물이 이온화가 되어 **자화수**가 되는 것이다. 물에 **자기장**을 가하면 그 물리적 성질, **자화율**, 빛의 흡수율, **점성률**, 전기저항, 표면장력 등에 변화가 생긴다. 물을 자석의 N극에 올려놓으면 물의 표면장력이 증가하고, 물의 구조가 치밀해져서 밀도가 높아진다.

S극을 이용하면 그 반대의 효과가 나타난다. 기존의 물 분자는 10~14개의 물 분자가 집단으로 되어있는데 이를 자화처리를 할 경우 6~10 정도의 물 분자로 구조가 변화한다.

자기장에 의해 다른 무기질 성분의 염류 도움 없이 물 분자의 배열을 바꾸어 물 분자들의 **클러스터**(cluster) 또는 **집단**이 형성되고 농축되도록 함으로써 자화수는 인체 내의 세포조직을 활성화시켜 신진대사를 촉진하며 일반 물과는 다른 다음과 같은 특징을 가지고 있습니다. 이러한 물을 마시면 자력에너지 즉 氣물을 마시게 된다. 자화수의 특징 및 생물학적 기능을 열거하면 다음과 같다.

(1) 성장, 체력 및 신진대사를 촉진시킨다.
(2) 생체 활성도가 높아서 생체의 저항력을 강화 시킨다.
(3) 음식물의 소화 및 흡수가 잘되고 배변 및 배뇨가 수월하게 한다.
(4) 담석 및 요석의 발생을 예방하거나 치료효과가 있다.
(5) 체내 노폐물의 배출이 용이해지고 간 기능이 좋아진다.
(6) 눈물, 땀, 타액 및 장액의 분비가 유지된다.
(7) 세균 증식 억제력이 있다.
(8) 점성을 오래 유지한다.
(9) 자화수는 증발이 잘 안 된다.
(10) 분자구조가 밀집되어서 늦게 얼고 빨리 녹는다.
(11) 용해도, 점도, 전도율이 증가한다.
(12) 물 분자의 구조화로 밀집된 물 집단을 형성한다.
(13) 항암 효과가 있다. N극에 처리한 물에서는 6각수를 많이 만들기 때문에 암세포의 증식이 억제된다는 보고가 있다.
(14) 육각수를 많이 만들도록 유도한다.

자석이 신체의 통증이나 신진대사를 촉진하는 영향이 있는 것이 보고되었다. 자석의 N극과 S극은 인체에 미치는 영향이 정반대의 효과를 나타내기 때문에 사용 시에 주의가 필요하며, **자화수**뿐 만 아니라 인체에 자석을 이용할 때는 반드시 N극을 이용해야한다(생체기능 조절요법 및 생명자화수-(주)의 자료 참조).

8. 알칼리 환원수가 사람세포의 증식에 미치는 영향

연구의 목적

워터스 물(미네랄 알칼리 환원수)의 효과를 보기위하여 사람세포를 실험실에서 배양을 하여 성장의 척도를 비교하는 것이 목적이었다.

배지의 제조

세포의 성장을 비교하기위하여 세포를 배양하는데 사용하는 배지를 **일반 물과 워터스 물(미네랄 알칼리수)**을 사용하여 배양배지를 만들었다.

배양 조건

인간세포를 세포배양용 페트리접시에 옮긴 후에 **일반 물**로 만든 배지를 주는 세포 그룹과 **워터스 물**로 만든 배지를 주는 세포 그룹으로 나누어서 37℃의 배양항온기 에서 배양을 하면서 조사를 하였다.

조사방법

각각 여러 개의 페트리접시를 만들어서 매 시간 별로 각 페트리접시에서 세포를 떼어내어서 세포의 수를 현미경하에서 조사를 하여 증식곡선을 작성하였다.

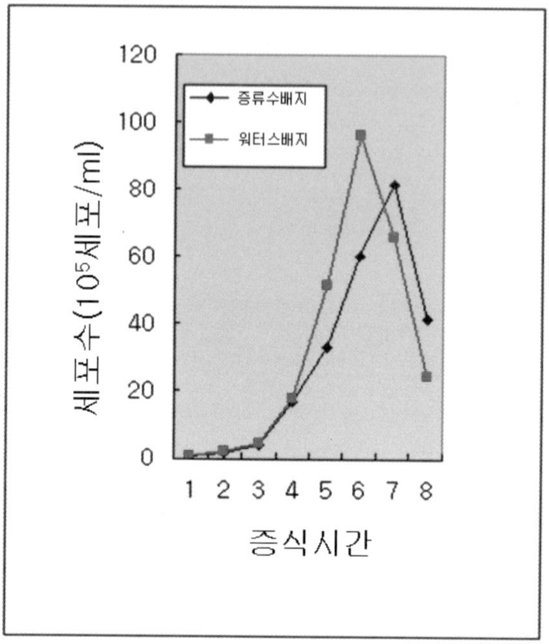

그림 4. **미네랄 알칼리수에서의 인간세포의 성장 곡선**

연구결과

증식곡선 그림 4에서 보는바와 같이 매 시간별로 세포의 수가 증가하는 것을 알 수 있었고, 6~7시간 때까지는 계속증가를 하다가 세포 수가 감소하는 것을 알 수 있다. 감소하는 것은 제한된 영양소의 고갈로 사멸을 하게 된 것이다. 6시간 때에는 **워터스 물로 만든 배지**에서는 최고치의 배양을 나타냈다. 즉 6시간 때에 밀리리터(ml = cc) 당 세포수가

95 × 10^5 세포였다. 반면에 **일반물배지**에서는 7시간 때에 밀리리터 당 80 × 10^5 세포였다. **본 결과는 워터스의 물(미네랄 알칼리수)은 세포의 증식을 촉진하였다. 워터스 물이 세포의 신진대사를 촉진하고 있다는 것을 의미하고 있다.**

9. 미네랄 알칼리 환원수의 완충작용

연구의 목적

워터스 미네랄 알칼리수의 완충작용을 보기위하여 여러 가지 물속에 사람세포를 집어넣고 파열되는 시간을 측정하여 물의 완충작용을 관찰하는 것이 목적이었다.

연구방법

배양용 사람세포를 37℃의 배양기에서 배양을 한 다음에 페트리접시에 각각의 물을 5 ml 씩을 넣고 여기에 배양한 세포를 집어넣고 현미경하에서 관찰을 하면서 세포가 물에서 파열되는 시간을 측정을 했다.

그림 5. **워터스 미네랄 알칼리수의 완충작용을 나타내는 연구 결과**

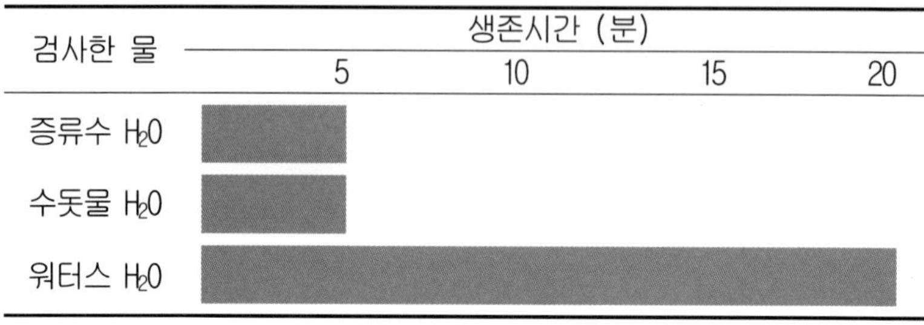

연구 결과

그림 5에서 보듯이 사람세포는 증류수와 수돗물에서는 5분 이내에 모두 파괴되었으나, 워터스 물에서는 20분까지 생존을 하였다. 이것은 워터스 물이 완충작용이 매우 큼을 나타내고 있다. **이것은 체내의 물과 등장액이라는 효과를 의미한다. 그러므로 음료수로서 부담이 없는 좋은 물인 것이다.**

10. 워터스 물의 바이러스 증식 억제효과

연구의 목적

워터스 물에는 **소메라이트**에서 나오는 은(銀)이 들어 있다. 은은 미생물의 증식을 억제하거나 치사시키는 작용을 한다. 워터스 물의 미생물 중에서 바이러스의 증식억제 또는 살균작용을 조사하기 위하여 본 연구를 하였다. 본 연구에 사용한 바이러스는 피부 등에 물집을 만드는 **헤르페스바이러스**(Herpesvirus)이다.

연구 방법

헤르페스바이러스가 잘 증식하는 **베로(Vero)세포**를 사용하였다. 베로세포를 배양하여 페트리 접시에 70% 정도 차게 분산을 시킨 다음에 배지를 넣고 하루를 배양용 항온기에서 배양을 한 다음에 배지를 버리고 헤르페스바이러스 배양액을 0.1 ml를 떨어트린 후에 접시를 전후좌우를 가볍게 흔들어서 바이러스가 고르게 퍼지게 30분간 실온에서 흔들어 주었다. 페트리접시에 남아있는 액체를 따라 버린 다음에 액체 **한천배지** 용액을 5 ml를 접시에 가볍게 부어서 고르게 퍼지도록 한 다음에 37℃의 항온배양기에 넣고 **플라크**(plaque), 즉 반점이 생기는지를 12 시간마다 관찰을 현미경으로 하였다.

연구 결과

워터스 물로 만든 배지(waters medium)에서는 헤르페스바이러스는 증식을 하지 않았고, 증류수(distilled water medium)로 만든 배지에서는 바이러스가 증식을 하였다(그림 6). 즉 워터스 물로 만든 배지에서는 흰색의 반점이 48 시간까지도 생기지 안했다. 그러나 증류수로 만든 배지에서는 페트리접시를 보면 흰색 반점이 많이 생긴 것을 12시간 때부터 관찰을 할 수가 있다. 이것은 증류수 배지에서는 바이러스가 증식된 플라크(반점) 생긴 것을 알 수가 있다.

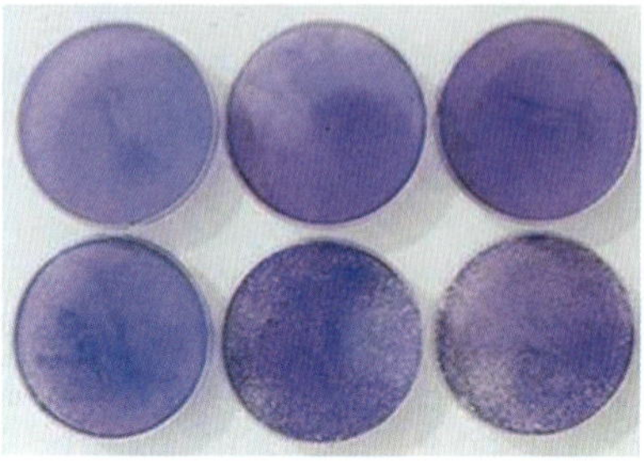

그림 6. **워터스 물로 만든 배지에서 헤르페스바이러스의 증식 억제 결과**

11. 워터스 물의 세균과 곰팡이 균의 살균 효과

연구 목적

워터스 정수기에는 **소메라이트**(somelite)가 들어 있어서 물이 여과되면서 은(銀)이 용출되어서 물속으로 울어 나온다. 이 물이 살균력이 있는지를 검사하는 것이 목적이다.

연구 방법

세균 및 곰팡이 배양용 페트리접시(플레이트)에 배지를 부어서 실온에서 굳힌 다음에 항온기에서 보관을 하였다. 미생물의 종류에 따라서 플레이트를 만든 다음에 세균과 곰팡이 균을 접종을 하였다. 접종 후에 37℃의 배양기에서 배양을 하면서 증식 여부를 관찰했다.

검사한 미생물의 종류

검사한 미생물은 E. coli, Salmonella typhimurium, Bacillus subtilis, Aspergillus phoenicis 균등을 검사했다.

연구 결과

워터스 물로 만든 배지는 세균과 곰팡이 균등은 증식을 하지 안했다.

12. 워터스 물의 다이어트 효과

연구 목적

워터스 물을 먹였을 때에 체중의 변화가 일어나는지를 조사하는 것이 목적이었다. 쥐를 이용하여 다이어트의 효과를 검사했다.

연구 방법

200g 정도의 쥐 8마리를 두 그룹으로 나누어서 한 그룹은 워터스 물을 먹이고, 다른 그룹은 수돗물을 먹이면서 매일 일정시간에 몸무게를 27일간 측정을 하였다.

연구 결과

워터스 물을 먹인 쥐와 수돗물을 먹인 쥐의 체중의 증가율을 조사했다. 워터스 물을 먹은 쥐는 체중의 증가율이 3일째부터 수돗물을 먹인 쥐보다 체중이 감소하는 것을 발견하였다(그림 7). 27일째에는 현격한 차이를 보였다. 이는 워터스 물은 **다이어트 효과**가 있는 것으로 판단된다. **빨간색의 곡선이 워터스 물을 먹은 쥐의 체중 증가 곡선이고 검정색 표시는 수돗물은 먹은 쥐의 체중증가 곡선이다(그림 7). 이 물을 규칙적으로 마시면 다이어트 효과가 있음을 말해준다.**

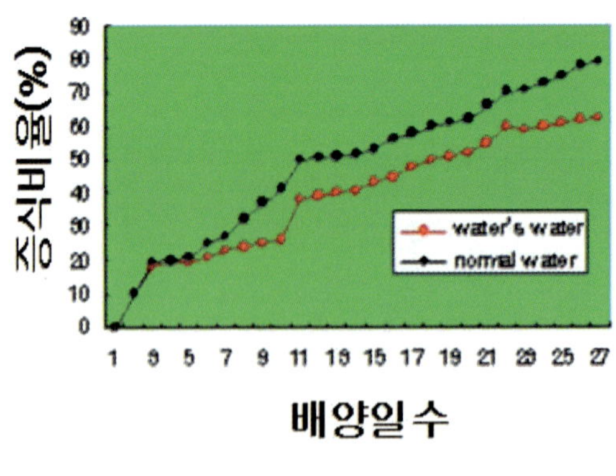

그림 7. **쥐에 보통 물과 워터스 물을 먹였을 때의 체중의 변화**

13. 생체정보공명시스템을 이용한 물의 생체정보 측정

생체정보공명시스템(bio-information resonance system: BRS)을 이용해서 물과 인체의 상호관계를 분석할 수가 있다. 생체정보 값은 농산물이나 의식주 등의 우리 인체 각 부위에 적합한지를 판단하는 기준이 된다. 그리고 생체정보는 기적 상태(氣的 狀態)를 바탕으로 하기 때문에 생체에너지의 척도이고, 기-에너지이다. 따라서 BRS는 기를 측정하는 장치중의 하나가 될 수 있다.

*** 생체정보 공명 값에 따른 인체의 적합여부 판단 기준은 대략 다음과 같다.

- 생체정보 값이 6이하 일 때는 인체에 유해한 물
- 생체정보 값이 6 - 10이하 일 때는 인체에 보통인 물
- 생체정보 값이 10 - 15이상 일 때는 인체에 유익한 물

워터스 물 연구소와 생명공학연구소에서는 음용되는 물이 우리 인체에 어떤 물이 더 유익한지를 한국정신과학연구소에 의뢰해서 측정을 했다. 그 결과는 표 1에 제시되었다. 표 1에서 보듯이 역삼투정수기 물, 보통 물 및 워터스 물의 생체정보 공명 값을 분석해 본 결과 역삼투정수기 물은 평균 9.0(74.4%), 보통 물은 평균 10.1(83.5%), 그리고 **워터스 물은 12.1(100%)로 나타났다. 워터스 물이 다른 물보다 인체에 훨씬 유익한 물임을 확인할 수 있었다.** 인체에 유익한 생체정보의 수치가 높을수록 유익하다고 보고되었다. 생체정보 수치는 pH 8정도의 알칼리

수에서 높은 값을 나타내는 것으로 보고되었다. ORP는 수치가 낮을수록 환원력이 높다는 것을 의미하며, 환원력이 높다는 것은 인체 내의 활성산소를 제거하는 능력이 높다는 것을 의미한다. 활성산소의 제거 능력은 낮은 ORP에 비례하는 것으로 보고되었다. 활성 산소의 제거는 병을 고치거나 신체를 건강하게 만드는 것을 의미한다. 또한 활성산소는 신체 내에서 생체고분자 즉 단백질 및 DNA를 파괴하거나 DNA의 돌연변이를 유발하는 작용을 한다. 이러한 활성 유해산소의 제거는 노화의 방지와 질병의 예방에 좋다고 보고되었다. 이러한 생체정보는 물속에 들어있는 좋은 기운에 의해서 이루어지기 때문에 기를 흡수하는 것과 유사한 기능을 나타낸다고 볼 수가 있다.

표 1. 생체 정보 공명분석표

<한국 정신과학 연구소>

구분	역삼투 정수기 물	보통 물	워터스 물
면역기능	9 (75%)	10 (83.3%)	12 (100%)
스트레스	8 (66.6%)	9 (75%)	12 (100%)
심장	9.5 (73%)	11 (84.6%)	13 (100%)
위/십이지장	9 (72%)	10.5 (84%)	12.5 (100%)
신장	9 (72%)	10 (80%)	12.5 (100%)
혈액순환	9 (72%)	10.5 (87.5%)	12 (100%)
폐/허파	9 (73.3%)	10 (87%)	11.5 (100%)
장/창자	10 (86.9%)	10.5 (91.3%)	11.5 (100%)
간장	10 (83.3%)	10.5 (87.5%)	12 (100%)
담낭	8 (64%)	9.5 (76%)	12.5 (100%)
비장	8.5 (68%)	10.5 (84%)	12.5 (100%)
방광	9 (75%)	10 (83.3%)	12 (100%)
호르몬균형	9.5 (76%)	10 (80%)	12.5 (100%)
암/악성종양	8.5 (77.3%)	9.5 (86.4%)	11 (100%)
합계	126	141.5	169.5
평균	9 (74.4%)	10.1 (83.5%)	12.1 (100%)

14. 물 분자 클러스터와 음료수

물 분자는 직선이 아니라 산소를 중심으로 굽은 모양을 하고 있다(그림 1). 이러한 물 분자가 포도의 줄기와 같이 몇 개가 합쳐서 존재하고 있기 때문에 이것을 **클러스터**(cluster) 또는 집단이라 한다(그림 2). 물 분자가 5개에서 50~60개가 합쳐서 집단을 형성하고 있는데, 이 집단의 크기가 물맛이나 인체에 관련이 있다고 보고되어 있다. 핵자기공명장치(NMR) 등을 이용하여 연구를 할 수 있다. 물 분자의 집단이 작은 클러스터 물의 특징을 살펴보면 다음과 같다.

(1) 침투력이 강하다.

클러스터가 작은 물은 세포에 침투력이 높으므로 세포내에 들어가기 쉽고 그 때문에 세포의 항상성을 유지하여 신진대사를 활발하게 한다.

(2) 맛이 있다.

물 분자의 클러스터가 작으면 혀의 맛 봉우리에 있는 수용체에 근접이 쉽기 때문에 맛을 잘 느낄 수 있기 때문이다.

(3) 많이 마시어도 부담이 없다.

클러스터가 작으면 소화흡수기관에서 잘 흡수되기 때문이라 생각한다.

(4) 열전도가 높아서 빨리 끓는다.

클러스터가 작은 물은 물 분자가 빨리 움직이고 있는 물이므로 보다 큰 에너지를 가지고 있기 때문에 빨리 끓여진다.

(5) 건강에 좋다.

클러스터가 작은 물은 병의 치료, 예방에 아주 효과가 좋다는 보고가 있다.

15. 육각수의 항암 효과

물 분자의 형태에 대한 연구는 매우 힘이 드는 연구 중의 하나이다. 물의 구조는 이미 언급한바와 같이 순간적으로 끈임 없이 변화하기 때문에 물의 구조를 직접적으로 측정하기는 매우 힘이 들었다. 5각수와 6각수의 이론도 수퍼 컴퓨터를 이용한 계산에 의해서 제안되었다. 보통 물은 5각수와 6각수 물이 혼재한다. **육각수**(六角水)이론은 한국에서 전무식 박사팀이 연구하여 발표한 내용이다. 물 분자의 구조가 냉각온도에서 육각형 고리 구조를 이룬다는 이론이다. 앞에서도 언급을 하였지만 물 분자의 구조는 수시로 변화하기 때문에 항시 육각수로 존재할 수가 없다. 그러나 일정한 조건에서는 물이 육각수의 구조를 갖는다는 것이다.

물을 영하 40~100℃ 등의 온도에서 육각수 구조를 이룬다는 것이다. 그 외에 육각수의 존재비율은 온도에 의해서만이 아니라 물에 적당한 이온이나 화학물질을 첨가 및 자기장을 걸어 준다든가 해도 변화시킬 수 있다고 본다. 물의 온도가 낮을수록 육각수의 존재 비율이 높다고 보고되었다. 10℃에서는 22%, 0℃에서는 26%, 그리고 영하의 온도에서는 100%가 육각수라는 보고가 있다.

육각수 물이 중요한 의미를 갖는 것은 6각수의 비율이 높으면 물의 구조가 치밀해지고, 이 물은 생체를 외부의 자극과 교란으로부터 보호해주는 역할을 하며, 생리활성을 높여주는 결과를 얻는 다는 것이다. 암세포가 6각수에서는 증식이 잘 안되어서 항암 효과가 있다고 보도되어 있다. 물을 6각수로 많이 전환시키기 위하여 칼슘이온, 게르마늄이온, 리튬이온과 같은 구조형성 이온들을 몰에 녹여 6각수의 농도를 시킴으로서 암세포의 활동 및 증식을 억제할 수도 있다고 본다.

워터스 물도 게르마늄이온 등의 미네랄이 풍부하여 6각수 물이 풍부하게 많이 들어 있어서 항암효과를 볼 수 있다고 본다.

16. 음료수를 정수하는 방법

좋은 음용수를 먹기 위해서 물을 여과하는 방법은 여러 가지가 있다. 식수에 대한 불안감 때문에 많은 사람들은 수돗물을 다시 여과 정수해서 먹는 방법을 이용하고 있다. 국내시장에서 많이 사용하는 방법들에 대해서 개괄적인 내용과 장단점을 설명하고자 한다. 대표적인 정수 방법은 **활성탄, 중공사막, 역삼투압정수** 방식 및 **이온수**의 제조원리 등에 대해서 언급하고자 한다.

1) 활성탄 정수 방법

활성탄의 제조과정

주로 야자나무의 야자껍질을 450~500℃에서 1차로 태운 다음에 그

탄수화물을 1000~1200℃의 증기상태의 처리과장을 거쳐 기화할 수 있는 모든 물질을 기화하는 과정을 **활성화**라고 한다. 이 과정이 끝나면 미세한 많은 구멍이 생성되어 흡착력이 있는 물질이 되는데 이것을 **"활성탄"**이라 부른다.

흡착 작용:

활성탄은 **모세관현상**으로 흡착이 된다. 즉 유기물과는 활성탄의 탄소의 반응으로 흡착이 되며, 정수기에서는 **은**(銀)을 흡착시키어 은 활성탄을 사용하여 미량의 은이 용출되어 나오면서 미생물의 번식을 억제시키기도 한다. 일반적인 수도 직결식 정수기에서 물속에 녹 찌꺼기, 유기화합물, 잔류염소 등을 제거할 목적으로 사용한다. 장기간 사용할 때에 미생물의 증식이 일어나는 것이 단점이다.

활성탄 여과된 물의 특징

활성탄은 숯과 같은 미네랄 성분의 덩어리로서 물에서 약알칼리성을 띈다. 불순물을 걸러 주기 때문에 음용수의 맛을 내게 한다.

2) 역삼투압방식 정수

역삼투압 정수의 원리

생물의 삼투압현상을 응용한 것이다. 삼투현상이란 반투막을 사이에 둔 두 용액의 농도차이에 의해서 **저농도** 용액 속의 **용매**인 물이 **고농도** 용액 속으로 이동하는 현상을 말하며, 양쪽의 농도가 같아질 때까지 용매의 이동이 계속되는데, 이때 고농도 측에서 **삼투압**이 발생한다

(저농도 용액 → 고농도 쪽으로 이동).

이에 반해서 **역삼투압** 현상이란 말 그대로 자연계의 삼투현상을 거꾸로 응용한 것으로 고농도 측에 생기는 삼투압 이상의 압력을 가하면 삼투현상과는 반대로 고농도 용액 측의 물이 저농도 용액 쪽으로 이동하는 현상이다**(고농도 용액 → 저농도 쪽으로 이동).**

역삼투막 및 정수의 특징

역삼투막 표면의 기공의 크기가 0.001 마이크론이며, 필름 형태의 막을 여러 장 겹친 상태에서 두루마리처럼 말아서 만든 필터를 이용한다. 수돗물의 정수 결과를 살펴보면 대략 다음과 같다. 막은 cellulose membrane등이 이용된다. **정수과정 및 정수의 특징을 살펴보면 대략 다음과 같다.**

- 인위적인 고압의 펌프가 필요하다.
- 수돗물 속의 세균, 바이러스 등의 미생물을 제거한다.
- 수돗물 속에 있는 인체에 유익한 미네랄 성분을 모두 제거시키기 때문에 공기 중의 이산화탄소가 녹아서 물을 산성화한다. 정수 후에 5분만 공기 중에 놓아두어도 물이 산성화되는 문제점이 있다.
- 순간적으로 정수되는 물의 양이 매우 적어서 정수탱크가 필요하다.
- 막의 기공이 금방 막히는 현상이 자주 발생을 한다.
- 강력한 압력을 사용하기 때문에 수돗물의 일부분만 정수되고 나머지 물은 버려야하는 단점이 있다. 정수된 물 1 리터를 얻기 위하여 5~7 터의 물을 버려야한다. 물의 낭비가 심한 단점이 있다.

- 이러한 개선점을 보완해야 하는 문제점이 있다.

3) 중공사막 정수 방법

중공사막 정수의 원리

중공사막 정수방식은 인공신장투석기에 사용되는 폴리에틸렌 다공성 섬유인 중공사막을 다발형으로 접속을 하여 사용하는 자연 압력으로 여과하는 방식이다. 막 표면 기공의 크기는 0.001 ~ 0.01 마이크론 정도이다. 세균, 바이러스 및 미립자 등의 불순물을 제거하지만 미네랄 등은 막을 통과하는 선택적인 기능을 가지고 있다.

중공사막 정수의 특징

- 충분한 양의 정수를 자연압력으로 얻을 수 있기 때문에 펌프나 저장탱크가 필요 없다.
- 세균, 바이러스, 곰팡이, 분산성 미립자 까지 완벽하게 제거한다.
- 미네랄 성분은 막을 통과하기 때문에 미네랄 수를 만들 수 있다.
- 암모니아성 질소 등의 음이온은 거르지 못하는 난섬이 있다.
- 필터가 열에 약하여 더운물은 사용하지 않는 것이 좋다.
- 버리는 물이 없기 때문에 물 낭비가 없어서 경제적이다.

4) 알칼리 전해이온수의 제조 원리와 특징

이온수의 제조 원리

직류전원을 이용하여 **알칼리수**와 **산성수**를 생성하는 **전기분해 방식**이다. 즉 물을 전기분해하면 물 분자 H_2O는 H^+와 OH^-로 분해되어서 H^+는 음극(−)으로 이동하고, OH^-는 양극(+)으로 이동하게 된다. 결국 음극에서는 산성수가 만들어 지고, 양극에서는 알칼리수가 만들어지게 된다. 여러 면에서 과학적인 접근방법이다.

전기분해의 원리를 요약하면 다음과 같다.

- 전압을 물에 넣어주면 전류가 흐른다. 순수한 증류수는 전류가 잘 흐르지 않는다. 물속의 미네랄 농도가 높으면 높을수록 전류의 흐름도 증가한다.
- 물을 담을 그릇에 음극과 양극의 전기 장치를 양쪽에 만들고, 용기의 중앙에 이온만 통과 할 수 있는 특수격막을 설치한다. 물은 통과하지 못한다.
- 물에 3볼트 이상의 분해전압을 흐르게 한다.
- 물에 분해전압 이상의 전기가 흐르면 물 분자(H_2O)는 전기 분해되어서 H^+와 OH^-로 분해된다.
- H^+는 **음극**(−)으로 이동하여 전자를 받아서 수소분자(H_2)로 전환이 되어 날라 가고, 전환된 수소 이온 만큼의 OH^-의 농도가 증가하여 알칼리수가 된다.
- OH^-는 **양극**(+)으로 이동하여 전자를 내어주고 산소(O^{2})가 되어 없어지고, 소모된 산소 이온양 만큼의 H^+이온의 농도가 증가하여 산성이 된다.

- 결국 **음극**에서는 **알칼리수**가 만들어 지고, **양극**에서는 **산성수**가 만들어지게 된다.
- 수돗물을 전기분해하는 과정에서 양극에는 물속에 존재하는 **음전하**를 띤 이온(염소이온, 질산이온 및 황산이온 등) 등이 모여들어서 음이온이 많은 **산성수**가 만들어 진다.
- 수돗물의 전기 분해과정에서 **음극**에는 미네랄(마그네슘, 칼슘, 나트리룸 등)과 수소가 모여 들어서 **양전하**를 띤 이온과 수소가 많은 **알칼리수**를 만들게 된다.

산성수와 알칼리수의 활용

산성수

산성수는 피부미용 등에 활용하는 것으로 알려져 있다. 살균력이 있어서 저농약 농법에 이용이 되기도 한다.

알칼리수

전기분해된 알칼리수는 pH가 매우 높기 때문에 **이온수**라고 부르기도 한다. pH 9 이상이 된다. 강알칼리를 만드는 알칼리 이온 정수기는 의료용으로 허가가 되어 있어서 일반적인 음료수로는 적합하지 않은 면도 있다. 전기분해·알칼리수는 **활성산소**를 제거하는 등 매우 유익한 기능을 갖고 있다. 또한 알칼리 이온수는 위산과다, 소화불량 변비 등에 특효가 있는 것으로 보고되어 있다.

이온수의 특징

- **전기**라는 인공적인 방법을 사용해서 물을 전기 분해하였기 때문에 물속에든 유익한 미네랄과 **기(氣)**가 담겨 있다고 볼 수가 없

다. 기가 없는 물이 될 수도 있다. 기는 인체를 충만하게 하는 요소 중의 하나이다.

- 물은 전기분해과정에서 생기는 각종 유해한 정보 및 전자파 등도 기억하기 때문이다. 나쁜 기억은 인체에 해로울 수도 있다.
- 물의 전기분해를 높이기 위하여 각종의 미네랄이나 화학물질($CaSO_3$ 등)을 사용하는 경우도 있다. 이러한 첨가되는 물질들이 변환이 되면서 인체에 해로운 물질로 작용을 할 수도 있다.
- 물을 전기분해해서 만들기 때문에 물의 소비와 전기의 소모량을 무시 할 수가 없다.

제3장

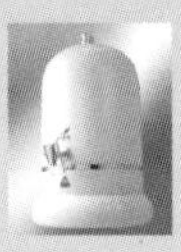

세포와 유전자의 세계

생물체의 기본 단위는 세포이며, 모든 생명체는 세포로 구성되어 있다. 인체는 서로 다른 특화된 여러 형태의 수 조개의 세포가 협동적으로 이루어내는 사회이다. 사람의 체중의 60~80%가 물이라고 한다. 그러므로 체중이 60kg 인 사람은 36~48kg정도가 물이다. 생명은 지구상에 생명이 발생을 했을 때와 마찬가지로 현재도 물속에서 생명현상이 진행이 되고 있다. 세포내의 세포질도 수용액이 60~80%를 차지한다.

사람의 신장에서 재생되는 물의 양은 하루에 약 190리터 정도이다. 하루에 마시는 물의 양은 약 3리터이다. 하루에 오줌이나 땀 등으로 배출되는 물의 양은 약 2.5리터 정도이다. 사람이 살기위해서는 이 만큼의 물이 필요한 것이다. 인체 내에서 수분이 1~2% 만 수분이 손실이 되면 심한 갈증과 괴로움을 느끼게 되고, 약 5% 정도의 손실이 생기면 혼수

상태가 되게 되며, 12%를 상실하면 생명을 잃게 된다고 한다. 이러한 현상도 유전자의 작동이 제대로 안 되기 때문에 생기는 현상이다. 그러니 물의 중요성을 우리가 느끼지 않을 수가 없다.

물이 생명의 핵심인 DNA유전자에 미치는 영향은 매우 크다. 물의 매개로 유전자는 발현이 되고, 발현된 단백질은 그 기능을 세포의 물속에서 수행을 한다. 물은 생명의 근원이면서 생명의 현상을 유지시켜주는 가장 중요한 정보 전달체의 하나이다. 그래서 본서에서는 물과 유전자에 대한 정보를 함께 담았다. 물은 각종 유전자 및 호르몬 정보를 저장하는 능력이 있어서 주위환경의 많은 정보를 저장해서 전달함으로서 인체 내의 모든 기관을 정상적으로 유지시켜주는 유비쿼터스 기능을 가지고 있다 본다. 다음에는 물주머니인 세포의 기능과 구성 및 유전자에 대하여 간략히 논하고자 한다.

1. 세포의 분류

1) 원핵세포와 진핵세포

핵의 유무에 따라서 세포는 기본적으로 **원핵세포**와 **진핵세포** 두 종류로 분류한다.

(1) 박테리아는 원핵세포(**원핵생물**)에 속하고, 핵막이 없는 것이 특징이다.
(2) 식물, 곰팡이, 동물과 인간 등은 진핵세포(**진핵생물**)에 속한다.

핵을 가지고 있는 것이 특징이다. 핵에는 유전 물질인 DNA가 들어있는 장소이다. 막으로 둘러싸인 핵이 존재하느냐 존재하지 않느냐에 따라서 진핵세포 혹은 원핵세포로 명명했지만 이것은 두 종류의 세포간의 복잡성을 구분해주는 기본적인 차이 중의 단지 하나의 예일 뿐이다. 여기서는 주로 진핵생물 중 **사람세포**에 대하여 간략하게 다루고자 한다.

2. 세포의 특징

진핵세포인 사람세포는 얇은 세포막인 **원형질막**으로 둘러싸여 있고, 세포막은 세포와 세포 외부 환경간의 물질의 이동을 조절한다. 이들은 **핵**이라고 부르는 유전자를 포함하고 있는 두드러진 부위를 가지고 있다. 핵 내에는 **핵질**이라는 액상(수용액: 물)의 물질이 있다. 핵과 원형질막 사이의 부위는 **세포질**이라고 하는데, 여기에는 다양한 세포내 소기관이 세포질의 **액상부분(수용액: 물)**에 부유하여 존재한다. 각각의 세포내 소기관은 막으로 둘러싸여 각자 세포내 소기관 내부는 고유한 화학적 환경을 유지함으로써 각기 고유한 기능을 수행할 수 있도록 설계되었다. 따라서 진핵 세포는 각자 맡은 역할과 기능에 따라서 수많은 내부 구획으로 나뉘어져 있다.

1) 세포질의 구성과 기능

세포는 신지대사의 마당인 **세포질**로 구성이 되어 있으며, 많은 막으로 구성되어있다. 소포체, 조면 **소포체, 활면 소포체, 골지체, 리소좀,** 공

포, 미토콘드리아 등은 막으로 구성되어 세포질 내에서 소기관을 이루고 있다. 물은 전체 무게의 약 70%를 차지하며, 주된 성분은 **단백질, 다당류, 전해질** 등이 존재한다. 체액(수용액)에는 **나트륨이온**(Na^+), **칼륨이온**(K^+), **칼슘이온**(Ca^{++}), **마그네슘이온**(Mg^{++}), **염소이온**(Cl^-)등이 존재하는 **수용액**으로 존재한다.

각각의 막들은

(1) 세포내의 특정 부분을 구획하여 세포의 기능을 조직화하는데 기여하고,
(2) 여러 화학적인 반응이 일어남으로써 막은 구조적인 질서를 유지하게끔 하고,
(3) 막에 따라서 여러 효소들이 세포의 특수 기능을 수행하게 하며,
(4) 막은 여러 복잡한 물질 대사 반응을 촉진하는 효소를 올바르게 조직화하고,
(5) 막은 특정한 물질만을 통과시키는 선택적 투과막으로 작용한다.

세포 내의 물의 활동은 이온과 물, 생체고분자와 물, 그리고 세포막과 물 작용에 의해서 결정이 된다.

2) 핵: 세포의 유전 정보의 창고

핵은 핵막이라고 부르는 이중으로 된 막에 의해 둘러싸여 있다. 핵막에 존재하는 **핵공**을 통해서 핵과 세포질 사이에 물질이 이동할 수 있다. 세포 내에는 앞에서 언급한바와 같이 핵에는 **염색체**가 있고, 염색체 내에는 생명의 알맹이인 DNA가 있으며, DNA에는 유전자가 있다. 핵산 DNA분자는 효소나 단백질의 생성을 **암호**로 지시하는 등 세포내에서

일어나는 대부분의 일을 지시한다(그림 8). **유전자**는 특정한 단백질의 아미노산 서열을 결정하는 DNA의 특정한 **염기서열**을 말한다.

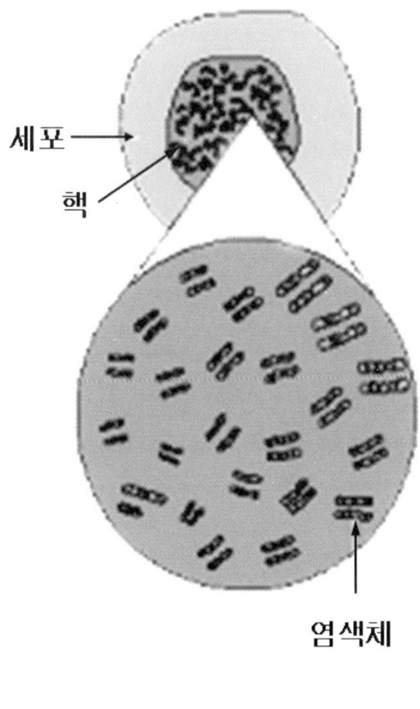

그림 8. **세포내의 핵과 염색체**

모든 생명체는 세포로 구성이 되어있다. 세포는 생체 구조와 기능의 기본단위이다. 세포는 핵을 가지고 있으며, 핵 내에는 염색체가 있고, 염색체 내에는 DNA가 있으며, DNA에는 유전자가 나열 되어있다(그림 9).

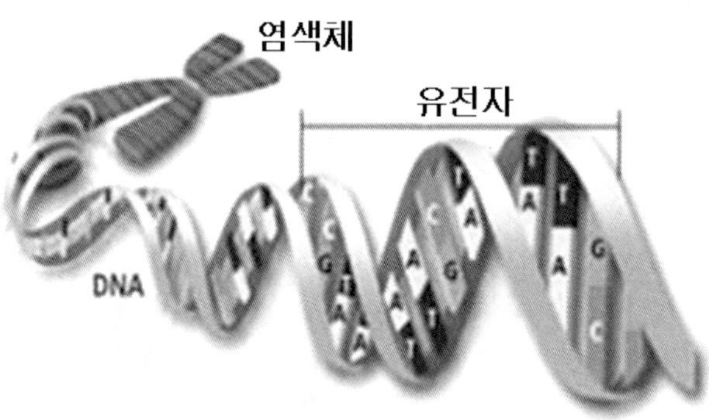

그림 9. **염색체 내의 DNA나선의 모습**

염색체는 DNA로 구성이 되어있고, 그 DNA에는 유전자가 나열되어 있다. 유전자는 세포의 모든 기능을 지시하는 기능을 가지고 있다. 유전자는 특정 단백질 및 효소를 만드는 정보를 가지고 생산을 지시한다. DNA는 이중나사선으로 되어있다(그림 9).

3) DNA의 구조와 기능

구조

DNA 는 이중나선 구조이다. 나사선 안쪽에 푸린과 피리미딘 염기가 있다.

염기 아데닌Adenine(A) 은 항상 티민thymine(T)과 수소결합(A : T)을 한다. 구아닌guanine(G)은 항상 시토신cytosine(C) 과 수소결합(G : C)을 하여 나사선에 배열이 된다. 염기의 평면은 나사선의 축에 수평으로 놓여있다. 나사선은 한 회전 당 10쌍의 염기쌍이 배열되어 있고, 한 회전의 길이는 3.4 nm이다. DNA의 두 가닥은 역평행으로 극을 가지고 있다. 두 가닥은 염기서열이 다르다. DNA 이중나선에서는 염기는 두 가닥의 안쪽에 위치하고, 친수성인 인산기는 골격의 외부 쪽에 위치한다(그림 9).

기능

세포에서 실질적인 생명의 핵심은 핵에 존재하는 DNA이다. DNA에 있는 **유전자**는 단백질을 세포질에서 생성하도록 지시한다. DNA의 유전자는 전령 RNA(mRNA)로 전사되어 **세포질**로 이동하여 **유전정보**를 이송하며, 이런 mRNA는 세포질에서 리보솜과 함께 단백질을 합성을 지시한다. 이러한 과정을 **분자생물학의 중심설**이라 한다. 즉 **DNA → mRNA → Protein 생합성과정**이다(그림 10). 이러한 기능도 세포질과 핵질을 구성하는 물(수용액)의 작용으로 이루어진다. 물이 없으면 생명의 작용은 일어나지 않는다. 그래서 좋은 물은 생명체를 유지하는데 필수적인 것이다.

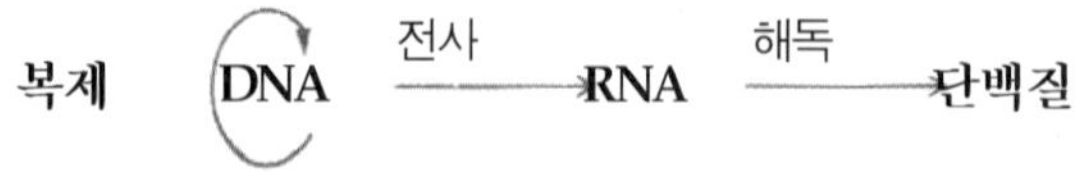

그림 10. **분자생물학 중심설의 모식도**

모든 생물체는 유전자의 발현을 **분자생물학의 중심설**의 방식으로 일방통행으로 진행이 된다. 그래서 DNA에 돌연변이가 생기면 단백질이 변이가 되어서 기능이 상실되거나 약해져서 질병의 원인이 될 수가 있다. 유전자의 검사가 바로 돌연변이 유전자를 찾아내는 검사인 것이다.

제4장

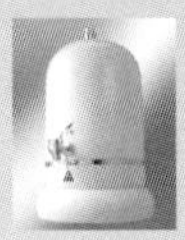

유전자 정보의 활용

1. 다양한 생물의 제놈 해석과 활용

1) 의약품의 생산

인간의 유전자 서열이 2003년도에 밝혀졌다. 이제는 **신약개발**에서는 이 인간의 제놈을 이용한 신약개발의 시대가 활짝 열린 것이다. 유전자 해석에 의해서 바이러스, 세균, 진균 등의 유전자 염기서열도 대량으로 축적된 정보를 바탕으로 본격적인 의약품 개발이 시작되었다.

유전자 및 생명과학기술의 여러 응용 분야 중 특히 의약품 분야에 있어서 여러 가지 새로운 종류의 **진단시약, 예방** 및 **치료용 의약물질**을 만들어내는 데 이 기술이 광범위하게 이용되고 있다. 질병진단에 사용되는 진단용 시약은 그 전망이 가장 좋아 의료산업에의 기여도가 클 것으로 예상되고 있는데 현재 산업적으로 각광을 받고 있는 제품들은 주로 **하이브리도마** 기술에 의하여 생산되는 단일 클론항체이다.

다음으로 중요한 제품은 질병예방에 사용되는 **백신류(vaccines)**로서 유전자 재조합기술이나 동물세포 질병 병원균의 배양기술을 이용하여 **고순도 백신** 또는 **핵산 백신**을 염가로 대량생산할 수 있다. 또한 질병치료에 쓰이는 여러 가지 희귀한 의약품들이 유전공학에 의하여 많이 개발되고 있는데 유전공학에 의하여 개발된 의약품 제1호인 사람의 인슐린에 이어서 현재에는 사람의 성장 호르몬, 인터페론, 프라스미노젠 활성소(TPA) 그리고 B형 간염백신 등이 미국에서 시판허가를 얻는데 성공하였다. 이외에도 항암제로 쓰일 수 있는 **면역조절물질**(인터류킨Ⅱ, 림포톡신, 암세포 괴사인자 등), **혈액분획물질, 치료용 효소, 펩티드계 호르몬** 등이 유전공학적으로 개발되고 있어 이와 같은 의약물질의 생산은 암이나 성인병과 같은 난치병 퇴치에 크게 기여해 나갈 전망이다.

2) 기초의학 연구에의 응용

제놈(genome)은 유전자 정보의 보고이다. 즉 인간 유전체의 정보는 차세대의 의약품이나 치료법 개발에 있어서 없어는 안 되는 정보이다.

유전자 및 생명과학 기술은 비단 산업적 응용에만 그치는 것이 아니라 생명과학의 기초연구에도 널리 응용되며 특히 기초의학 연구에 많이 활용될 것으로 기대되고 있다. 이러한 기초의학 연구에의 응용은 **유전병의 기작, 암의 발현기작, 면역현상, 노화** 등의 기본기작을 이해하는데 응용되어 앞으로 난치병을 치료하는데 크게 기여해 나갈 것으로 전망되고 있다.

표적 유전자를 찾아내어서 유전자의 기능을 알아내어서 의약품의 개발과 치료에 활용을 할 수가 있다. 특히 의학 분야에 있어서 유전병 치료를 위하여 유전병 환자에 결여되어 있는 유전자를 보완시킬 수 있는 **유전자요법(Gene Therapy)**이 개발되고 있으며, 이러한 목적으로 쓰일 수 있는 **유전자은행(Gene Bank)**이 설립 운영되기에 이르고 있다.

2. 광범위한 산업적 응용

1) DNA Chip의 개발

DNA chip은 유전자를 이용하여 만드는 컴퓨터 칩과 같이 활용이 유전자 탐색, 진단 등 다방면에서 활용이 되고 있다. 새로운 유전자를 탐색하는 작업, 새로운 단백질의 기능을 찾는 법등의 다양성을 가지고 활용이 된다.

2) 새로운 항생물질의 표적 탐색

표적이 되는 미생물의 유전자를 이용하여 획기적인 항균제를 개발 할 수가 있다.

3) 새로운 단백질 의약품의 탐색

유전자의 cDNA 기술을 이용하여 생산되는 단백질을 의약품으로 개발 가능성이 많다.

4) 동물 복제와 동물 공장

1997년도에 영국에서 복제 양 **돌리**가 탄생한 이래 세계 각처에서 복제 동물이 탄생을 하고 있다. 이 기술은 더 나아가서 의약품을 생산하는 동물 공장으로 활용이 가능하다.

인간의 특정 유전자를 갖는 동물은 특수한 의약품을 생산을 할 수가 있다. 이러한 동물을 유전자 전이 동물(transgenic animal)이라고 말한다.

5) 장기 이식용 동물의 개발

인체의 다양한 기관을 동물체내에서 만들어 낼 수가 있는 생각들이 있다. 인간의 특정기관이 분화 발생하는 유전자를 돼지 등의 염색체에 삽입을 하여 유전자가 발현이 되면 인간의 장기가 동물에서 분화 발생을 하게 된다. 이를 이용하여 장기이식용 동물을 개발할 수 있다.

6) 복제 인간의 등장

여성의 미수정란에 핵을 제거하고 체세포의 핵을 넣어서 즉 **핵치환**을 하여 자궁에 이식하여 복제를 하는 방법이다. 먼 미래에는 인간의 복제가 이루어질 날이 올 것이다.

7) 공해방지 산업

인체에 유해한 농약이나 화학오염물질을 제거해 줄 수 있는 능력을 가진 **미생물**을 이용하여 공장폐수나 폐기물을 정화하고 공장 폐수 속에 들어있는 중금속의 오염물질의 회수제거 및 플라스틱과 같은 난분해성 폐기물도 분해 제거함으로써 공장폐수나 농약의 사용으로 날로 심화되어 가는 환경오염을 방지하고 있다. 실제로 유전공학적 기법으로 처음 개발된 능력을 가진 미생물은 폐유를 분해 제거하는 **슈퍼 버그(super bug)** 또는 초능력 미생물이며, 이 미생물은 8년간의 법정투쟁 끝에 지난 81년에 인공 창조되어 생명체로는 사상 처음으로 미국특허가 부여된 사실로 유명한데, 이와 같은 **초능력 미생물**의 개발은 사람을 대신해서 오염물질을 제거해 줄 것이며 앞으로 공해방지 산업의 발전에 크게 기여해 나갈 것이 확실시된다.

8) 새로운 농업자원의 개발

생명과학기술이 장기적으로 크게 기여할 수 있는 분야가 바로 농업분야로서 유전공학적 육종기술은 이제까지 고전적인 육종방법으로는 전혀 불가능했던 새로운 형질을 가진 작물의 품종을 만들어 낼 수 있게 되었다.

현재 농업적 응용분야에서 크게 관심을 두고 개발되고 있는 것들은 **세포융합법**이나 **유전자 재조합법**을 이용해서 새로운 경작환경에 잘 적

응하고 다수확성인 물질을 육종해 내는 것으로서 **내한성, 내염성, 내병충해성** 작물이나 **질소비료**를 주지 않아도 잘 자라는 농작물, 장기보존 가능한 토마토 개발을 만들어 내려는 연구도 이루어지고 있어 장기적으로 꾸준한 유전자 연구가 이루어진다면 앞으로 식량위기를 극복해 나갈 수 있는 획기적인 기술이 될 것으로 전망된다.

식물의 유전자에 특정 호르몬등 유용한 물질을 생산하는 유전자를 넣어서 새로운 기능을 가진 식물을 만들 수 있다. 현재 **유전자변형 농산물**(genetically modified organism: **GMO**)에 대한 찬반론이 일어나고 있다.

- 품종개량을 DNA 감정법으로 상표 감정 실행 - PCR
- 유전자 조작 작물
- 축산물에도 유전자를 이용

9) 대체에너지 산업

석유위기를 맞이하여 인류는 대체에너지 개발의 필요성을 절감하였으며 재생자원의 활용을 적극화하려는 노력이 이루어지고 잇는바 이러한 대체에너지 개발에 있어서 생명과학기술이 기여할 수 있는 분야는 **생물에너지의 생산 분야**이다. 생물에너지는 전분이나 섬유소자원과 같은 생물자원을 이용한 액체연료의 생산, 그리고 생물체를 이용한 물의 **광분해**를 통하여 얻을 수 있는 **수소가스**와 같은 기체연료를 예로 들 수 있으며, 고효율성인 섬유소 생산 균이나 알코올 발효균 그리고 수소가스 생성 균을 개발해내는 데 생명공학기술이 활용될 것이다.

10) 공업적 유용물질의 생산

미생물의 발효공정을 통한 여러 가지 2차 대사산물의 생산, 즉 **항생물질, 항암물질, 아미노산, 유기산, 동식물의 생리조절물질, 무공해농약 등의 생산수율**을 향상시키거나 신물질을 만들어내는 데 유전공학기술이 이용되고 있으며 이들 유용물질들은 비단 미생물에서뿐만 아니라 동식물세포의 배양공정개발을 통하여 더 많은 종류의 새로운 유용물질이 생산될 수 있을 것으로 예상되고 있다.

궁극적으로 생명과학기술의 건전한 산업적 응용은 질병이 없고 쾌적한 환경 속에서 식량과 에너지 걱정 없이 우리 인류가 살아갈 수 있는 사회를 만들어 나가는 데 결정적인 역할을 할 것이다.

11) 개별 환자 맞춤형 의료시대의 도래

인간의 제놈의 해석에서 개인의 유전정보를 얻을 수가 있다. 그리하면 개인의 유전자 정보를 이용하여 환자별 **맞춤형 진료**가 가능하다. 현재의 만인이 사용하고 있는 의약분야에 일대 혁명이 나타나게 될 것이다. 병원에서는 2020~2030년경에는 유전자 정보를 이용하여 의사는 효과적인 처방을 하고, 미연에 질병을 방지하는 약을 처방 할 수도 있을 것 같은 예감이 든다.

12) 의료산업의 변화

유전자 검사는 의료산업을 바꿀 것이다. 대기업, 제약회사 등은 적절한

약을 적절한 환자에게 공급하는 시대적 변화가 올 수 있다. 이러한 흐름을 타고 새로운 사업이 등장 할 것으로 예측한다. 이렇게 되면 의료비의 삭감이 생길 수 가 있어서 개인이나 국가도 경제적인 혜택을 받을 수가 있다.

13) 복제기술은 생물의 종(species)을 초월한다.

종간의 **핵이식 치환 기술**을 활용하여 새로운 생물의 탄생도 점쳐 볼 수 있다. 가령, 인간의 난자에서 핵을 제거한 후에 다른 생물체의 핵을 이식하여 발생을 시키었을 때에 새로운 생물체의 탄생을 시킬 수도 있다고 본다. 미국 등의 몇 몇 회사에서는 이러한 시도를 보고한 적이 있다.

14) 맞춤형 진단시약의 보급

유전자 검사라고 다양한 목적으로 검사를 할 수가 있다. 그중에서도 미생물 등의 **감염증**의 진단이다. 지금까지는 **면역학적인 방법**으로 진단을 하였으나 미래에는 **PCR를 이용**한 진단법이 일반화 될 것이다. 현재도 많은 병원에서 PCR를 이용한 방법으로 질병 미생물인 바이러스나 균의 감염을 진단하고 있다.

15) 유전자 검사 비즈니스가 앞으로는 뜬다.

인간의 각 개인이 보유한 유전자를 검사하여 선천적인 소질과 적성을 예측할 수 있다. 미국에는 유전자 정보를 이용한 유전자검사를 하는 회사들이 많다. 미국의 유전정보를 많이 보유하고 있고, 기술력이 뛰어나서 여러 질병에 대한 유전자 검사 키트가 개발이 되어서 전 세계적인 보급을 하고 있다. 우리나라에서도 유전자 검사기관이 140 여 곳에 이르고 있다. 앞으로 유전자의 연구를 더욱 하여 새로운 검진 **유전자를 검색**하는 방법 등을 개발하여야한다.

16) 유전자 상담사가 앞으로 우수한 직종에 들어간다.

유전자 검사를 하고 사업을 하려면 유전자 상담사 자격증이 필요할 것이다. **생명윤리 및 안전에 관한 법률 시행령**에 의해서 자격자만이 환자나 인간의 유전자 검사자료를 취급을 할 수가 있게 되었다. 다행이도 과학기술부의 인가를 받은 사단법인 한국생명공학유전자학에서 유전자 상담사 교육을 실시하고 있다. 더욱 양질의 교육을 실시해야한다.

17) 생활 습관병도 사전에 예방 가능

식생활은 사람에 따라서 많은 차이가 난다. 지금 까지는 있는 그대로 먹고 즐기는 생활 습관을 우리는 유지해왔다. 그러나 유전자 검사 결과에서 고혈압 등의 예측 결과가 나오면 식생활의 개선이 필요하게 된다. 동일한 발병 가능 유전자를 가진 사람이라도 습관과 생활을 바꾸면 질병의 발병률에 차이가 있을 수 있다. 즉 환경 요인에 의해서 발병의 다양성을 나타 날수가 있다.

18) 줄기세포의 개발

배아줄기세포와 성체줄기세포 등을 개발하여 배아를 분화 시키어 다양한 장기 등을 생산하여 난치병 치료에 활용이 가능한 시대가 오고 있다.

제5장

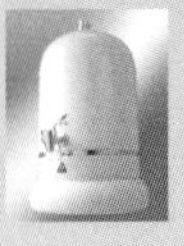

유전자 검사, 진단 및 진료

질병의 진단에는 여러 가지 방법이 있으나, **유전자 진단**은 DNA와 RNA를 분석하여 질병을 진단하거나 해석하는 것을 의미한다. 인간의 유전자를 기초로 한 유전자 진단과 검사는 항체 등을 이용하는 측정법과는 질적으로 다른 정보를 얻을 수 있다. 따라서 지금까지의 방법보다 훨씬 더 빠르게 질병을 치료 할 수 있게 되고, 치료효과가 높은 획기적 치료법을 개발 할 수 있다. 인간 제놈 프로젝트가 완료되어서 새로운 유전자가 발견되어서 질병에 대한 유전자 차원의 연구도 발달하여 새로운 검사 대상이 증폭되고 있다.

개인은 **독특한 유전자 서열**을 가지고 있기 때문에 이를 이용한 유전자를 검사하여 개인 감식으로 확대되어 가고 있다. 친자확인 등을 유전자 검사로 하며, 또한 법정에서도 이것이 증거로 채택이 되고 있다.

다음에 십여 종의 유전자 검사에 대한 간략한 설명을 하였다(한국 생명공학유전자학회에서 제공). 국내에서도 보건복지부로부터 유전자 검사와 유전자 연구 허가를 받은 여러 유전자 검사 회사와 병원 등에서 유전자 검사를 하고 있다.

1. 탐구성 및 질병관련 유전자 검사

인간의 암과 유전병, 고혈압 등에 걸리기 쉬운 정도를 알아보는 데서부터 유전자 검사가 시작되었다. 이들의 검사는 **중합효소 연쇄반응법 (polymerase chain reaction, PCR)**으로 검사를 한다. PCR법은 소량의 DNA를 대량으로 증폭을 시키는 기술이다.

1) ACE 체력관련 유전자

혈관을 수축시켜 우리 몸의 혈액 순환을 원활하게 하는 **혈관수축 관련 유전자((angiotensin converting enzyme)의 전환효소** 유전자의 다형성을 비교하여 순환기 및 심폐지구력의 유전적 성향을 검사한다.

2) ADR 비만 관련 유전자

체내 지방 조직의 지방 분해 및 에너지 생산과 관련된 유전자**(ADR-β3:**

adrenergic beta-3 receptor gene, UCP-1: uncoupling protein-1) gene의 다형성을 조사하여 지방 대사의 불균형과 이로 인해 초래되는 각종 성인병을 예방 할 수 있다.

3) Apo E 알츠하이머성 치매 관련 유전자

혈장 내에서 합성되어 지질의 수송과 대사에 관여하는 단백질 유전자 **(Apo E: apolipoprotein E)**가 아밀로이드 베타 단백질과 결합하여 뇌신경 세포 사이에 쌓이게 되면 신경 전달 및 수리 작용이 둔화된다. 그러므로 이 단백질의 발현 여부를 예측하여 알츠하이머성 치매의 발병 가능성을 조사한다.

4) DRD4 48bp 탐구성(호기심) 관련 유전자

신경 전달 물질인 **도파민 수용체의 유전적 변이(dopamine D4 receptor: DRD4 48bp, -521 gene)**를 검사하고 이에 따른 신경 전달 물질의 신경 전달 효율을 알아봄으로써 호기심, 충동성, 무실서 등의 탐색추구성향을 예측할 수 있다.

5) DRD2 Tag A & B 중독성(몰입성) 관련 유전자

신경 전달과 관련된 **도파민 수용체 유전자(dopamine receptor gene: DRD2)**의 특정 부위의 유전적 변이를 검사하여 유전적 변이로 인한 기능 저하에서 오는 알코올, 도박, 흡연, 약물 중독 등의 중독성 성향을 예측 할 수 있다.

6) ALDH2 알코올 관련 유전자

알코올을 섭취하면 간에서는 알코올 **분해효소(aldehyde dehydrogenase2 gene: ALDH2)**를 분비하게 되는데 이 효소에 변형이 생기면 알코올의 독성 분해 능력이 저하된다. 그러므로 이 효소를 생산하는 유전자의 변이 여부를 검사하여 알코올 분해 능력을 알아본다.

7) LPL 고지혈증 관련 유전자

혈중 **지방분해 효소(lipoprotein lipase: LPL)** 관련 유전자의 이상 유무에서 오는 선천적인 분해 효소 결핍이나 지방분해 능력 저하를 알아보는 검사이다.

8) VDR 또는 ER 골다공증 관련 유전자

성호르몬의 일종인 **에스트로겐(estrogen: ER)**은 우리 몸속의 뼈를 유지하는데 중요한 역할을 하며 폐경 이후 이 호르몬이 결핍되면 골 밀도가 감소되어 골다공증 발병 가능성이 높아진다. 또한 **비타민 D 수용체(Vitamin D receptor: VDR)**는 칼슘과 인의 대사에 관여하여 골 밀도와 밀접한 관련이 있다. 그러므로 에스트로겐 수용체와 비타민 D 수용체의 유전자의 이상 유무를 검사하여 골다공증 가능성을 알아본다.

9) IL-4 또는 ARβ2 천식 관련 유전자

천식 및 아토피 발병 시 유도되는 감염 반응 물질**(interleukin 4: IL-4)**과 기관지 천식 발병 시 교감 신경으로부터 유도되어 기관지의 수축 및 확장에 관여하는 호르몬 **수용체(β-adrenergic: ARβ2)**의 유전자의 변이 여부를 검사하여 이로 인한 천식 발병 가능성을 알아본다.

10) HLA B27 강직성 척추염 관련 유전자

세균 감염이나 외부 자극에 노출되면 관절에 염증 반응이 나타나고 이로 인해 강직성 척추염을 유발하기 쉽다. 이와 관련된 백혈구 항원 중 자가면역 질환 관련 항원**(HLA-B27)**을 만드는 유전자의 유무를 검사한다.

11) Phog/Shox 비정상적 성장 관련 유전자

성염색체(X-염색체)에 존재하며 뼈의 저 성장에 영향을 미쳐 작은 키를 유발하는 유전자**(Phog/ Shox gene)**의 유무를 검사한다.

12) DRD1 또는 AGT 고혈압 관련 유전자

도파민 수용체 중 염의 배출(Sodium excretion)에 관여하는 도파민 수용체**(dopamine receptor 1: DRD1)**와 혈관 수축에 관여하는 유전자**(angiotensinogen: AGT gene)**의 특정 염기서열의 변이를 관찰하여 고혈압의 발생 가능성을 알아보는 검사이다.

13) FABP2 또는 IRS-1 당뇨병 관련 유전자

지방산의 흡수, 세포 내 지방산의 운반 및 대사에 관여하며 인슐린 의존성 당뇨와 관련성을 가지고 있는 **지방산 결합단백질(Intestinal fatty acid binding protein 2: FABP2)**과 인슐린 분비와 인슐린 저항성에 관여하며 인슐린 비 의존성 당뇨와 관련성을 가지고 있는 인슐린 수용체 중 **인슐린 수용체(insulin receptor substrate-1: IRS-1)**의 특정 유전자 부위의 변이를 통하여 당뇨병의 발생 가능성을 예측하는 검사이다.

14) G-protein 우울증 관련 유전자

세포반응을 조절하는 경로에 있어서 중요한 역할을 하며 이온을 전달하는 활성도의 영향을 미치는 유전자(G-protein의 β3 subunit gene)의 특정 염기서열을 분석하여 유전자의 변이를 관찰함으로써 불안, 흥분, 초조와 같은 증상을 유발하는 우울증의 발생 가능성을 알아보는 검사이다.

15) CYP1A1 또는 GSTM1 폐암 관련 유전자

항암 유전자의 일종인 p53과 시토크롬 효소의 분비를 조절하는 **CYP1A1 (cytochrome P450s)** 유전자의 조합형태가 특이한 사람은 폐암에 걸릴 확률이 보통 사람 보다 4~5배 높다는 연구 결과와 **GSTM1**

(glutathione S-transferase) 유전자가 없는 흡연자에서 폐암의 발생이 증가된다는 결과를 바탕으로 이 유전자들의 변이 정도를 알아봄으로서 폐암유발 여부를 판단한다.

16) p53 자궁경부암 관련 유전자

인유 두종바이러스(human papillomavirus: HPV)에서 암 발생과 관련된 유전자는 E6, E7로 알려져 있으며 HPV의 E6, E7은 정상세포의 암 억제 기전에 관련된 p53 유전자와 pRb유전자를 억제하여 이상세포의 자가 소멸을 방해함으로써 암을 유발한다. p53의 변이를 확인하여 자궁경부암의 발생 가능성을 검사한다.

17) BRCA1 또는 BRCA2 유방암 관련 유전자

BRCA 유전자가 세포 분열을 억제하고 또 다른 유전자인 p21을 유도하여 종양의 성장을 억제한다고 한다. 유방암을 앓고 있는 환자에서 얻은 BRCA 돌연변이제는 인체 암 세포 배양체에서 p21 유전자를 유도해내지 못하여 이 세포들에서 세포의 지나친 증식을 억제하지 못하여 생긴다. 따라서 **BRCA 유전자의 돌연변이** 유무를 검사하여 유방암의 발생 가능성을 예측한다.

18) CYP2E1 또는 hMSH2 대장암 관련 유전자

CYP2E1효소는 흡연시 발생되거나, 음식물을 비롯한 여러 가지 환경 속에 포함되어 있는 N-nitrosamines, aniline, benzene, vinyl chloride 및 urethane과 같은 여러 가지 화학적 초기 발암물질(procarcinogen)의 대사 과정에서 작용하며, 이들은 활성화된 발암물질로 전화시키는 역할을 한다고 보고하고 있으며, **hMSH2 유전자**는 세포가 DNA를 복제할 때에 생길 수 있는 복제 실수를 교정하는 기능을 하는 것으로 밝혀졌다. 이 두 가지 유전자의 다형성을 분석하여 대장암의 발생 가능성을 판단한다.

2. 유전자 치료

인간 제놈(유전체)에 있는 유전자의 서열이 이제는 모두 밝혀졌기 때문에 질병의 기작이 분명히 밝혀 질 것이다. 유전자 치료는 지금까지의 방법으로는 불치의 병이었든 암이나 유전성 질환을 치료 가능하게 할 것이다.

그 한 예로서 프랑스 국립위생연구소의 연구팀이 면역부전증 어린이 환자를 유전자 치료로 정상적인 생활을 하도록 한 결과를 2000년도 Science지에 게재를 하였다. 치명적인 면역계의 유전자 결함을 새로운 **정상적인 유전자**를 **레트로바이러스 벡터**에 삽입을 한 후에 환자에 주입하여 정상적인 면역계를 재생하는데 성공을 한 것이다. 이 어린이 환자는 현재 정상적인 생활을 하고 있다. 그 외에도 많은 성공 사례가 발표되었다.

그러나 실제로는 유전자 치료는 아직도 기술 개발 단계이며 매우 불완전한 상태이다. 목표 유전자를 염색체안의 정확한 위치에 삽입해야하는 등의 기술적인 문제가 많다.

3. 유전자 검사의 장점과 문제점

유전자 검사는 유전병 및 건강 상태를 DNA분자생물학적 방법으로 질병소인 진단 예측 및 유전정보의 취득을 하는 것을 말한다. **유전자 검사**는 염색체의 이상 유무의 검사, 유전자에 돌연변이가 생기었는지의 검사 및 단백질의 기능 변화 검사 등이 있다.

유전자를 검사하여 얻은 **장점**은 자기의 생명의 설계도인 유전자의 상태를 조금이라도 알고, 특히 **질환 관련 유전자와 체질 관련 유전자** 등에 대한 정보를 취득함으로서 미래에 대한 예방적 대처를 할 수 도 있고, 또한 적성에 맞는 진로의 선택 등에 관한 정보를 얻을 수도 있고, 상대를 이해할 수 있는 자료가 되기도 할 수 있는 것을 장점으로 들 수가 있다.

이에 반하여 **유전자검사의 단점**은 개인의 정보에 대한 노출로 본인 스스로 고민이 될 수도 있고, 가정적 사회적인 부담을 안게 될 수도 있다.

유전자 검사 결과가 꼭 미래에 질병이 나타난다는 예측 없다. 질병은 때로는 여러 **인자**에 의해서 또는 **환경요인**에 의해서도 발병을 하기 때문에 한 가지 소인만 가지고 미래를 걱정을 할 필요는 없다고 본다. 질병관련 유전자의 연구가 많이 되어있어도, 아직은 결과만 알고 과정에 대한 세밀한 연구는 계속적으로 연구를 해야 한다. 따라서 유전자 검사는 신중히 실행을 할 필요가 있다. 또한 피검자에 대한 심리적인 안정조치 등을 미리 검토해 보아야 한다.

참고문헌

1. Medical Genetic Counselor 기본 교재 I과 II, 사단법인 생명공학유전자학회.
2. Watson, J.D., Hopkins, N.H., Roberts, J.W., Steitz, J.A., Weiner, A.M. Molecular biology of the gene. Benjamin/cummings, Menlo Park, California, USA.
3. 김현원. 생명의 물. 2005. 고려원북스. 서울
4. 손창욱. 2002. 바이오게르마늄. 바이오게르마늄학회. 서울.
5. 우에다이라 히사시 지음, 현종오 역, 1999. 물의 정체. 아카데미서적. 서울
6. 이권배. 2000. 기는 과학이다. 새로운 사람들. 서울
7. 이형환, 김선복. 1995. 생체기능조절요법, 선지명. 서울
8. 이형환 외 6인. 분자생물학. 아카데미서적. 서울
9. 이형환 외 3인. 대학유전학. 문운당. 서울
10. 이형환, 박용웅. 2006. 기초유전자학. 월드사이언스. 서울
11. 정명섭. 우주초염력 1판. 1999. 진세계사, 서울
12. 정명섭. 우주초염력 2판. 2003. 진세계사, 서울
13. 정명섭. 우주초염력 3판. 2006. 진세계사, 서울

14. 정혜영, 김철홍, 박대의 역. 포스트게놈 시대의 생물정보학. 월드사이언스.
15. 천하종합(주). http://www.kogori.co.kr/new/homepage/anion.php
16. 한국게르마늄협회. http://www.32ge.org
17. 한국원적외선협회. www.kfir.or.kr
18. http://www.water21.co.kr/
19. http://www.t-power.co.kr
20. Asai, K. 1989. Miracle cure, organic germanium. Japan.
21. Goodman, S. 1988. Germanium: The Health and Life Enhancer

찾아보기